职业教育食品类专业系列教材

食品营养与安全

聂青玉　高 爽　主编

化学工业出版社
·北京·

内容简介

《食品营养与安全》共分四大模块。模块一为能量与营养素，系统介绍了人体所需能量与六大营养素，重点讲述能量平衡、各类营养素的结构特征和生理功能，突出各类营养素的营养价值评价。模块二为食物营养价值评价，介绍了植物类食物、动物类食物、其他食品的营养特征，注重对各类食物进行营养价值评价的技能学习。模块三从膳食结构的概念出发，介绍了营养调查、膳食调查与评价、膳食指导与评估几方面的技能，构建膳食平衡的理念。模块四结合食品安全和卫生相关法规及控制管理措施，分析食品安全的影响因素及防控措施，重点突出各类食品营养安全的评价。全面贯彻党的教育方针，落实立德树人根本任务，在教材中有机融入思政与职业素养目标。配套数字资源，可扫描二维码学习参考。电子课件可从 www.cipedu.com.cm 下载参考。

本书可作为职业教育食品智能加工技术、食品营养与健康、食品检验检测技术、食品质量与安全等相关专业的教学用书，也可作为企事业单位的参考用书。

图书在版编目（CIP）数据

食品营养与安全/聂青玉，高爽主编. —北京：化学工业出版社，2023.10

职业教育食品类专业系列教材

ISBN 978-7-122-43924-6

Ⅰ.①食… Ⅱ.①聂…②高… Ⅲ.①食品营养-高等职业教育-教材②食品安全-高等职业教育-教材 Ⅳ.①R151.3 ②TS201.6

中国国家版本馆 CIP 数据核字（2023）第 141677 号

责任编辑：迟　蕾　李植峰　　　　　　　　文字编辑：张瑞霞
责任校对：李雨函　　　　　　　　　　　　装帧设计：王晓宇

出版发行：化学工业出版社（北京市东城区青年湖南街13号　邮政编码100011）
印　　刷：北京云浩印刷有限责任公司
装　　订：三河市振勇印装有限公司
787mm×1092mm　1/16　印张 11¾　字数 258 千字　2024 年 4 月北京第 1 版第 1 次印刷

购书咨询：010-64518888　　　　　　　　　售后服务：010-64518899
网　　址：http://www.cip.com.cn

凡购买本书，如有缺损质量问题，本社销售中心负责调换。

定　　价：38.00元　　　　　　　　　　　　　　　　　版权所有　违者必究

《食品营养与安全》编写人员

主　　编：聂青玉　高　爽
副 主 编：张　艳　邹　妍　张自芳
编写人员：聂青玉（重庆三峡职业学院）
　　　　　高　爽（辽宁经济职业技术学院）
　　　　　张　艳（重庆三峡职业学院）
　　　　　邹　妍（贵州轻工职业技术学院）
　　　　　张自芳（云南农业职业学院）
　　　　　黄　莉（重庆三峡职业学院）
　　　　　龙道崎（重庆安全技术职业学院）
　　　　　唐　超（重庆安全技术职业学院）
　　　　　李雪璨（长春职业技术学院）
　　　　　陈　刚（郑州师范学院）
　　　　　冯婷婷（重庆三峡职业学院）
　　　　　郑　昕（深圳鹏城技师学院）
　　　　　谢　琼（新疆轻工职业技术学院）
　　　　　张志强（新疆轻工职业技术学院）
　　　　　吴艳芳（菏泽职业学院）
　　　　　杨玉红（鹤壁职业技术学院）

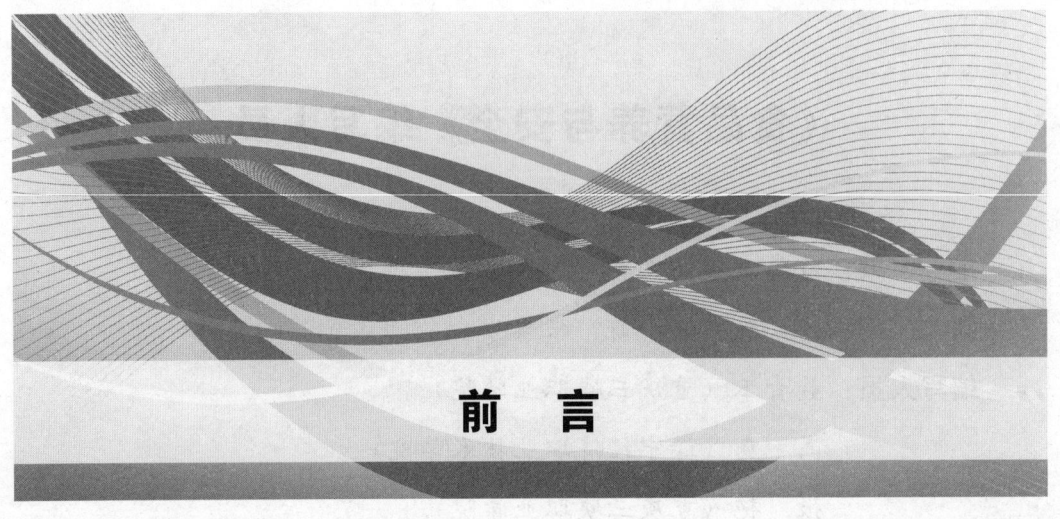

前言

《食品营养与安全》顺应当前职业教育教学发展新趋势，贯彻落实《国家职业教育改革实施方案》精神，紧密结合食品智能加工、检测技术现状及未来发展方向，依据职业教育特点及食品类专业人才培养目标和课程体系，以真实的工作过程集成和融合，按学生学习规律，系统科学地将其教学化，并基于工作过程的内容编写而成。

本教材共分四大模块。模块一为能量与营养素，系统介绍了人体所需能量与六大营养素，重点讲述能量平衡、各类营养素的结构特征和生理功能，突出各类营养素的营养价值评价。模块二为食物营养价值评价，介绍了植物类食物、动物类食物、其他食品的营养特征，注重对各类食物进行营养价值评价的技能学习。模块三从膳食结构的概念出发，介绍了营养调查、膳食调查与评价、膳食指导与评估几方面的技能，构建膳食平衡的理念。模块四结合食品安全和卫生相关法规及控制管理措施，分析食品安全的影响因素及防控措施，重点突出各类食品营养安全的评价。

本教材紧密结合当前社会经济发展对食品营养与安全相关工作岗位能力的要求，以真实的工作提炼为技能训练，按照工作流程引导学生完成资讯收集、计划决策、实施、检查与评价的训练过程。既方便学生学习巩固相关知识，又强化岗位实际操作流程，使学生在职业基础知识及职业技能两方面得以提高。教材全面贯彻党的教育方针，落实立德树人根本任务，有机融入思政与职业素养目标。配套数字资源，可扫描二维码学习参考。电子课件可从www.cipedu.com.cn下载参考。

本教材由聂青玉、高爽任主编，邹妍、冯婷婷、张艳参与统稿工作。模块一项目一由张艳、聂青玉编写，项目二由黄莉编写，项目三由龙道崎编写，项目四由唐超编写，项目五、六由李雪璨编写，项目七由冯婷婷编写；模块二由陈刚、冯婷婷编写；模块三项目一由冯婷婷、聂青玉编写，项目二由郑昕编写，项目三由邹妍、张志强编写，项目四由谢琼编写；模块四张自芳编写项目一，吴艳芳编写项目二，杨玉红编写项目三，邹妍编写项目四，张艳编写项目五、项目六，部分数字资源由山东商务职业学校李苹苹提供。

本教材适用于高等职业院校食品类各相关专业的教学，可根据教学实践需要灵活选用项目学习任务。本书在编写过程中得到了相关院校的大力支持和帮助，在此表示感谢。

编者
2023 年 12 月

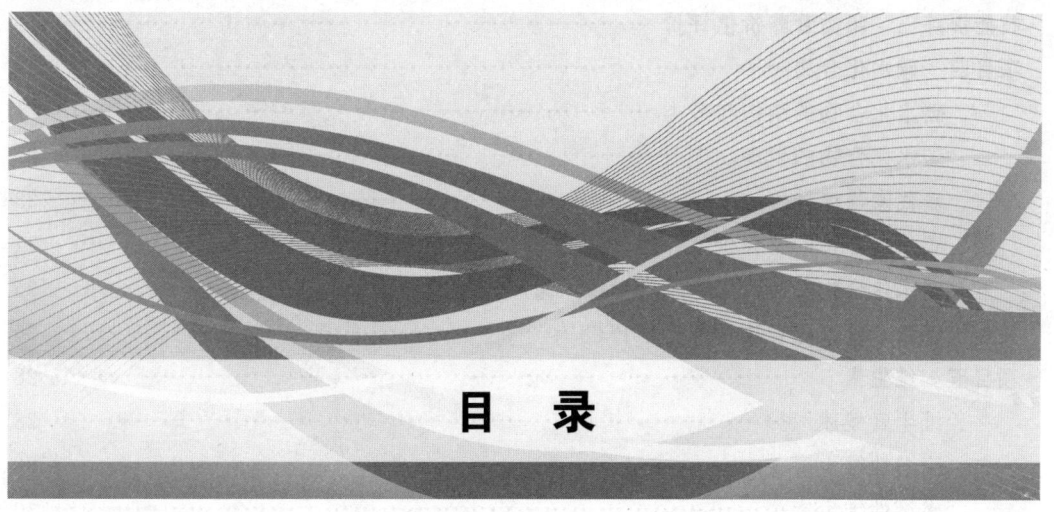

目 录

绪论 ·· 1
  一、食品营养安全基本概念 ·· 1
  二、我国食品营养现状与发展任务 ·· 1
  三、我国食品安全现状与发展任务 ·· 2

模块一　能量与营养素 ·· 4
  项目一　能量平衡 ·· 5
    一、能量的作用及意义 ·· 5
    二、能量单位 ·· 5
    三、能量来源 ·· 5
    四、人体能量消耗构成 ·· 6
    五、能量平衡 ·· 8
  技能训练一　人体能量消耗估算与评价 ·· 8
  项目二　蛋白质 ·· 10
    一、蛋白质的结构与分类 ·· 10
    二、蛋白质的生理功能 ·· 11
    三、蛋白质的消化、吸收和代谢 ··· 12
    四、蛋白质的营养价值评价 ·· 12
    五、蛋白质的食物来源及参考摄入量 ·································· 14
  技能训练二　蛋白质营养价值评价 ··· 14
  项目三　脂类 ·· 16
    一、脂类的结构与分类 ·· 16
    二、脂类的生理功能 ··· 17
    三、脂类的消化、吸收及转运 ·· 18
    四、脂类的营养价值评价 ··· 18
    五、脂类的食物来源及参考摄入量 ····································· 19

技能训练三　脂类营养价值评价 ·· 19
项目四　碳水化合物 ··· 21
　　一、碳水化合物的结构与分类 ··· 21
　　二、碳水化合物的生理功能 ·· 22
　　三、糖代谢与糖异生 ··· 23
　　四、碳水化合物的营养价值评价 ·· 24
　　五、碳水化合物的食物来源及参考摄入量 ·· 25
技能训练四　碳水化合物营养价值评价 ··· 26
项目五　维生素 ··· 28
　　一、维生素概述 ··· 28
　　二、脂溶性维生素 ·· 28
　　三、水溶性维生素 ·· 30
项目六　矿物质 ··· 33
　　一、矿物质的概念与分类 ··· 33
　　二、常量元素 ·· 34
　　三、微量元素 ·· 35
项目七　水 ··· 38
　　一、水的生理功能 ·· 38
　　二、人体内水分平衡 ··· 39
　　三、水的参考摄入量 ··· 40

模块二　食物营养价值评价 ·· 41
项目一　食物营养价值评价基本方法 ·· 42
　　一、食物营养价值的基本概念 ··· 42
　　二、食物营养价值评价的相对性 ·· 42
　　三、食物营养价值评价指标 ·· 42
　　四、食物成分表 ··· 44
技能训练五　应用食物成分表评价食物营养价值 ··· 45
项目二　植物性食物营养价值评价 ··· 47
　　一、谷类 ·· 47
　　二、薯类 ·· 49
　　三、豆类 ·· 50
　　四、蔬菜 ·· 51
　　五、水果及坚果 ··· 52
项目三　动物性食物营养价值评价 ··· 54
　　一、畜禽肉类 ·· 54
　　二、蛋类及蛋制品 ·· 55
　　三、水产品 ··· 56
　　四、乳类及乳制品 ·· 58

项目四　其他食品营养价值评价 …………………………………………… 60
　　一、食用油脂 ………………………………………………………………… 60
　　二、调味品 …………………………………………………………………… 60
　　三、酒类和饮料 ……………………………………………………………… 62
项目五　食品标签和食品营养标签 ……………………………………… 64
　　一、食品标签 ………………………………………………………………… 64
　　二、食品营养标签 …………………………………………………………… 65
技能训练六　食品营养标签的解读 ………………………………………… 67
项目六　强化食品与保健食品 …………………………………………… 68
　　一、强化食品 ………………………………………………………………… 68
　　二、保健食品 ………………………………………………………………… 70
　　三、营养补充剂 ……………………………………………………………… 73

模块三　膳食调查与指导 ………………………………………………… 74

项目一　膳食结构与营养调查 …………………………………………… 75
　　一、膳食结构 ………………………………………………………………… 75
　　二、营养调查 ………………………………………………………………… 77
　　三、膳食指南 ………………………………………………………………… 78
　　四、膳食宝塔 ………………………………………………………………… 79
　　五、膳食营养素参考摄入量 ………………………………………………… 84
技能训练七　人体体格测量与评价 ………………………………………… 85
项目二　膳食调查与评价 ………………………………………………… 89
　　一、膳食调查的概念 ………………………………………………………… 89
　　二、膳食调查的方法 ………………………………………………………… 90
　　三、膳食调查的结果评价 …………………………………………………… 92
技能训练八　膳食调查与评价（询问法）………………………………… 97
项目三　膳食指导与评估 ………………………………………………… 99
　　一、营养配餐的概念 ………………………………………………………… 99
　　二、计算法编制食谱 ………………………………………………………… 101
　　三、食物交换份法编制食谱 ………………………………………………… 104
　　四、膳食营养管理软件编制食谱 …………………………………………… 108
技能训练九　成人一日食谱编制与评估（计算法）……………………… 109
项目四　特殊人群膳食指导与建议 ……………………………………… 110
　　一、特殊生理条件人群合理膳食 …………………………………………… 110
　　二、特殊环境人群合理膳食 ………………………………………………… 117

模块四　食品安全 ………………………………………………………… 120

项目一　食品安全基础知识 ……………………………………………… 121
　　一、食品安全的基本概念 …………………………………………………… 121
　　二、食品安全性评价 ………………………………………………………… 122

项目二　危害食品安全的主要因素 ································ 125
　　一、生物性危害因素 ······································ 125
　　二、化学性危害因素 ······································ 126
　　三、物理性危害因素 ······································ 128
项目三　食品腐败变质及控制措施 ································ 130
　　一、食品腐败变质的定义 ·································· 130
　　二、影响食品腐败变质的因素 ······························ 131
　　三、食品腐败变质的化学过程及鉴定指标 ···················· 132
　　四、食品腐败变质的控制措施 ······························ 132
项目四　食物中毒及预防 ·· 135
　　一、食源性疾病及食物中毒 ································ 135
　　二、引起食物中毒的原因 ·································· 136
　　三、食物中毒的特点 ······································ 136
　　四、食物中毒的种类及预防 ································ 137
项目五　各类食品安全要求 ······································ 140
　　一、植物性食品的安全要求 ································ 140
　　二、动物性食品的安全要求 ································ 142
　　三、其他食品的安全要求 ·································· 144
　　四、转基因食品的安全要求 ································ 145
项目六　食品安全保障体系 ······································ 147
　　一、食品质量安全法律法规体系 ···························· 147
　　二、食品安全标准体系 ···································· 149
　　三、食品检测检验体系 ···································· 150
　　四、食品认证体系 ·· 150

附录 1　中国居民膳食参考摄入量（DRIs） ······················ 165
附录 2　常见食物成分表 ·· 173

参考文献 ·· 179

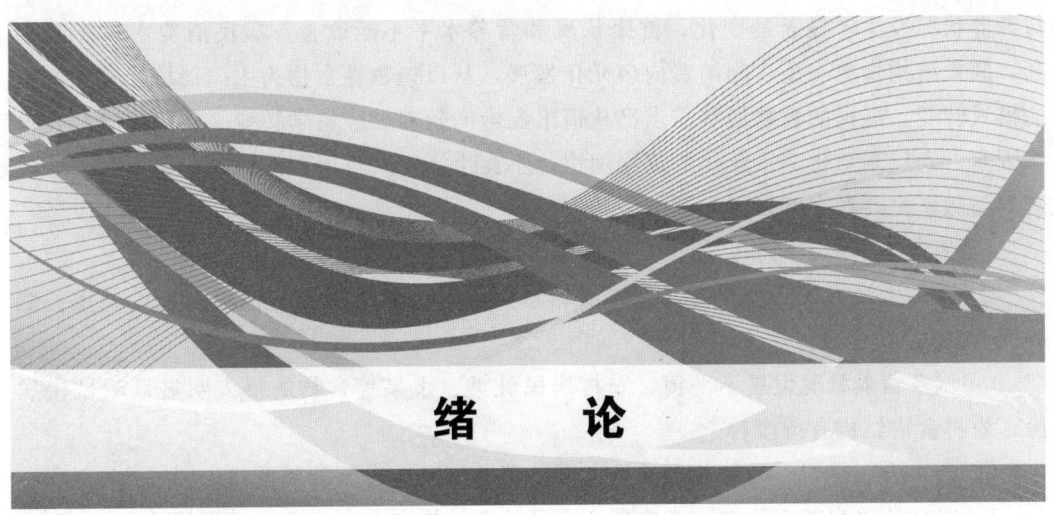

绪 论

食品是人类生存发展的最基本物质,食品营养安全与民众的身体健康息息相关,也直接或间接影响经济发展与社会稳定。

一、食品营养安全基本概念

1. 食品

《中华人民共和国食品安全法》对食品的定义为:食品是指各种供人食用或饮用的成品和原料,以及按照传统既是食品又是药品的物品,但是不包括以治疗为目的的物品。食品可为人体提供必需营养物质和满足人体活动需要的能量,食品也能满足人们的如喜欢、兴奋等心理和感情的需要。

2. 营养

营养是指机体通过摄入食物,经人体消化、吸收和代谢,利用食物中的营养素满足机体生理需要的过程,营养是一种全面的生理过程。食品营养是指食品参与人体生理活动的总称,即指食品中所含的各种营养素以及营养物质作用于机体特性的总称。

3. 营养素

营养素是指机体为了维持生存生长发育、体力活动和健康,以食物的形式摄入的具有营养功能的物质,包括蛋白质、碳水化合物、维生素、矿物质等。

4. 食品安全

食品安全指食品无毒、无害,符合应当有的营养需求,对人体健康不造成任何急性、亚急性或慢性危害。食品安全是食品质量的首要特性,既包括数量、质量安全,也包括可持续安全。

二、我国食品营养现状与发展任务

1. 我国居民营养与健康现状

随着我国经济社会的发展、人们生活水平的提高和保健意识的增强,居民饮食消费与营养状况发生了显著的变化,健康状况和营养水平不断改善,居民消费水平不断提高,膳食结构由单一型食物消费向多元化发展,从以植物性食物为主向动植物食物并重的模式转变。居民的食物消费需求已从追求温饱向营养健康科学转变。与此同时,受食物因素、人口老龄化、工业化的进程加快、不良生活方式等因素的影响,目前我国居民营养与健康主要存在着以下问题。

① 膳食不平衡、高油高盐摄入仍存在,成为慢性病发生的主要危害因素。

② 居民生活方式明显改变,身体活动总量下降,能量摄入与消耗失衡,超重、肥胖成为公共卫生问题。

③ 城乡营养状况发展不平衡。农村居民乳类、水果等食物的摄入明显低于城镇居民,农村食物结构有待改善。

④ 老年人、孕妇、婴幼儿等重点人群的营养问题应得到特殊关注。

⑤ 居民营养素养有待进一步提高,食品消费结构和合理膳食缺乏有效的引导。

2. 中国国民营养计划(2017—2030年)

鉴于我国居民仍面临着营养不足与营养过剩、营养相关疾病多发、营养健康生活方式尚未普及等问题,国务院办公厅于2017年6月印发《国民营养计划(2017—2030)》,以指导提高国民营养健康水平。到2030年,营养法规标准体系更加健全,食品营养健康产业持续健康发展,传统食养服务更加丰富,居民营养健康素养进一步提高,营养健康状况显著改善。为实现目标,主要实施以下策略。

(1)完善营养法规政策标准体系 推动营养立法和政策研究,完善标准体系。

(2)加强营养能力建设 加强营养科研能力建设,加强营养人才培养。

(3)强化营养和食品安全监测与评估 定期开展人群营养状况监测,加强食物成分检测工作,开展综合评价与评估工作。

(4)发展食物营养健康产业 加大力度推进营养型优质食用农产品生产,加快食品加工营养化转型。

(5)大力发展传统食养服务 加强传统食养指导,推进传统食养产品的研发以及产业升级换代。

(6)加强营养健康基础数据共享 大力推动营养健康数据互通共享,全面深化数据分析和智能应用。

(7)普及营养健康知识 提升营养健康科普信息供给和传播能力,推动营养健康科普宣教活动常态化。

三、我国食品安全现状与发展任务

1. 我国食品安全现状

食品的数量和质量都关系到人的生存和身体健康。经过多年的发展,我国的食品供给格局发生了根本性的变化:品种丰富,数量充足,供给有余。随着人们生活水平提高、食品消费结构的改善、食品工业的快速发展,食品安全状态呈逐年上升态势。但随着经济日益全球化和国际食品贸易的日益扩大,危及人类健康和生命安全的重大食品安全事件仍屡屡发生，令人防不胜防。环境恶化导致农牧渔产品受到污染，以及境外食品安全问题可能影响我国食品安全问题等，食品安全问题成为人们关注的热点。目前，我国食品安全存在的主要问题有以下特点。

① 食源性疾病仍然是危害公众健康的最重要因素，致病性微生物引起的食源性疾病仍然对健康威胁严重。

② 食品源头污染成为关注焦点，主要集中表现在以下几方面：化肥、农药、兽药的大量使用；农业环境污染，造成重金属含量超标，工业废水、城市污水的过度排放等。

③ 食品加工、流通过程中存在的安全问题。食品加工环节不规范使用各种添加剂；食品流通环节中包装、储藏、运输等的设施落后和管理不善，造成食品的二次污染等。

④ 食品安全监管体系、标准体系、检验体系等有待进一步完善。新技术、科技成果、技术储备等方面存在的问题和利益驱使，导致售假、掺假的不法加工现象等问题屡禁不绝。

2. 我国食品安全发展任务

食品安全是一个重要性日益提高的公共卫生问题。各国政府都致力于提高食品的安全性，这是对不断增长的食品安全问题以及消费者的日益关注作出的反应。我国食品安全目前的发展任务主要有以下方面。

① 加强食品安全法律建设和法制管理，建立健全食品安全法律体系，切实保障人民群众舌尖上的安全，对我国的食品安全具有重要的、不可替代的作用。

② 建立和完善统一协调、责权明晰的食品安全监管体系，将良好操作规范（GMP）和危害分析与关键控制点（HACCP）的质量管理体系运用于食品企业。

③ 改善食品安全的监管方式与措施，持久开展食品污染与食源性疾病的监测，为食品的评价和控制措施的有效性提供科学依据。

④ 完善各种食品的新资源、污染物、化学物、添加剂的安全性评价，加强对食品生产全过程的监督管理，提高食品质量，确保食品安全。

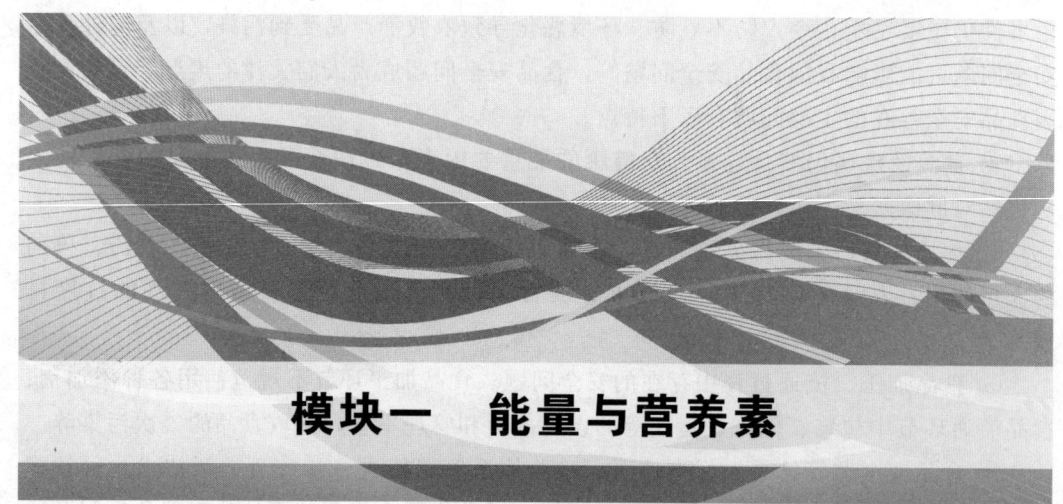

模块一　能量与营养素

思政与职业素养目标

　　食物是人类生存的基础，人体不断从食物中获取能量与营养素。能量用以维持各项生命活动；营养素是人体维持正常生长、发育、繁殖和健康生活所必需的物质基础，包括碳水化合物、脂类、蛋白质、维生素、矿物质等。人体所需能量和各种营养素之间应保持一定的平衡关系。

　　通过对本模块的学习，立足自身职业和岗位，端正职业态度，提倡发扬"工匠精神"，培养实事求是的专业素养，树立良好的职业品格与操守，培养良好的社会责任感与使命感，坚持以人为本的可持续发展观，树立良好的价值观与职业观。

项目一
能量平衡

> **知识目标**
>
> 1. 掌握能量单位、人体能量消耗及供给量的基本概念。
> 2. 熟悉三大热能营养素的供能比例。
> 3. 了解影响人体能量需要量的因素。

> **技能目标**
>
> 能够进行基础代谢与人体能量消耗估算。

一、能量的作用及意义

生命的存在需要能量作为动力，没有能量就没有生命。太阳能是所有生命所需能量的最终来源，但人体无法直接利用太阳能。植物通过光合作用利用太阳能，人体则是通过"植物-动物-人"或"植物-人"食物链传递方式以食物的形式间接利用太阳能。

体内的能量，一方面不断地以热能形式释放，维持体温的恒定并不断地向环境中散发；另一方面作为能源可维持各种生命活动的正常进行。

二、能量单位

能量的国际通用单位为焦耳（J）、千焦耳（kJ），常用的能量单位还有卡（cal）和千卡（kcal）。两种单位的换算关系为：

1cal=4.184J，1J=0.239cal，1kcal=4.184kJ，1kJ=0.239kcal

三、能量来源

人体所需的能量是由食物中的碳水化合物、脂肪和蛋白质在体内分解代谢释放的，因此，以上三种营养素统称为产能营养素。此外，酒中的乙醇也能提供较高的能量。这些物质在体内氧化实际产生的能量，即生物热价分别为：

1g 碳水化合物产生能量为 16.81kJ（4kcal）

1g 脂肪产生能量为 37.56kJ（9kcal）

1g 蛋白质产生能量为 16.74kJ（4kcal）

1g 乙醇产生能量为 29.29kJ（7kcal）

碳水化合物、脂肪和蛋白质三种产能营养素普遍存在于各种食物中，但是动物性食物一般比植物性食物含有较多的脂肪和蛋白质。一般来说食品的水分含量高则能量密度低，脂肪含量高则能量密度高。根据我国人民的饮食习惯和生理需要，居民所需热能的10%～15%由蛋白质提供、20%～30%由脂肪提供、50%～65%由碳水化合物提供。

四、人体能量消耗构成

成年人的能量消耗包括基础代谢、体力活动消耗和食物热效应三个途径，各部分能量消耗的组成如图1.1所示。儿童、孕妇、乳母等为满足特殊生理需要还会额外消耗能量。一日24h消耗的总能量称为总能量消耗（total energy expenditure，TEE）。

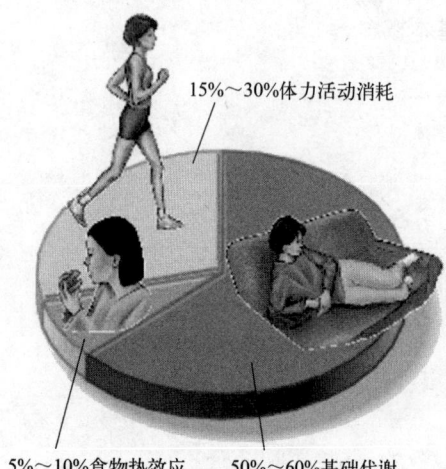

图1.1 能量消耗的组成部分

1. 基础代谢与基础代谢率

（1）**基础代谢**（basal metabolism，BM）指维持生命的最低能量消耗，即人体在安静和恒温（一般26～30℃）条件下禁食12h后，静卧、放松而又清醒时的能量消耗。

（2）**基础代谢率**（basal metabolic rate，BMR）指人体处于基础代谢状态下，每小时每平方米体表面积（或每公斤体重）的能量消耗。

（3）**基础代谢能量消耗**（basic energy expenditure，BEE）的计算

① 用体表面积进行计算。先计算体表面积，然后再按年龄、性别查表得基础代谢率（BMR），中国人基础代谢率见表1.1，自20世纪90年代，世界各国大都采用FAQ/WHO建议的按体重计算BMR。

体表面积$(m^2)=0.00659×$身高$(cm)+0.0126×$体重$(kg)-0.1603$

BEE=体表面积$(m^2)×$基础代谢率$[kJ/(m^2·h)$或$kcal/(m^2·h)]×24h$

表1.1 中国人的基础代谢率

年龄/岁	男		女	
	kcal/d	MJ/d	kcal/d	MJ/d
0～	$60.9m-54$	$0.2550m-0.226$	$61.0m-51$	$0.2550m-0.214$
3～	$22.7m+495$	$0.0949m+2.07$	$22.5m+499$	$0.9410m+2.09$
10～	$17.5m+651$	$0.0732m+2.72$	$12.2m+746$	$0.0510m+3.12$
18～	$15.3m+679$	$0.0640m+2.84$	$14.7m+496$	$0.0615m+2.08$
30～	$11.6m+879$	$0.0485m+3.67$	$8.7m+820$	$0.0364m+3.47$

注：$m=$体重（kg）。

② Harris-Benidict 公式计算。

男性：BEE=$66+13.8×$体重$(kg)+5.0×$身高$(cm)-6.8×$年龄(岁)

女性：BEE=$655+9.5×$体重$(kg)+1.8×$身高$(cm)-4.7×$年龄(岁)

③ 简单估算。成人男性按每公斤体重每小时 1kcal（4.18kJ）；女性按每公斤体重每小时 0.95kcal（3.97kJ），计算公式如下：

男性：BEE＝体重(kg)×1[kcal/(kg·h)]×24(h)

女性：BEE＝体重(kg)×0.95[kcal/(kg·h)]×24(h)

④ WHO 于 1985 年推荐使用 Schofield 公式（见表 1.2）计算一天的基础代谢能量消耗。

表 1.2 Schofield 公式

年龄/岁	公式（男）	公式（女）
0～3	$(60.9 \times w) - 54$	$(61.0 \times w) - 51$
3～10	$(22.7 \times w) + 495$	$(22.5 \times w) + 499$
10～18	$(17.5 \times w) + 651$	$(12.2 \times w) + 746$
18～30	$(15.3 \times w) + 679$	$(14.7 \times w) + 496$
30～60	$(11.6 \times w) + 879$	$(8.7 \times w) + 829$
>60	$(13.5 \times w) + 487$	$(10.5 \times w) + 596$

注：w 为体重（kg）。摘自 Technical Report Serie 724，Geneva，WHO，1985。

我国营养学会推荐我国儿童、青少年该公式适用，18 岁以上按公式计算结果减 5%。

(4) 影响基础代谢的因素

① 年龄：婴幼儿和青春期较高，成年后随着年龄的增长，基础代谢下降。

② 体表面积：基础代谢与其体表面积呈正相关。

③ 性别：在年龄和体表面积相同时，一般男性高于女性。

④ 内分泌：甲状腺激素影响较大，甲状腺功能亢进，基础代谢明显增加。

⑤ 其他：环境温度、应激状态、疾病等都会影响基础代谢率，尼古丁和咖啡因可以刺激基础代谢水平升高。

2. 体力活动的能量消耗

通常情况下，体力活动的消耗约占总能量需要的 15%～30%。在所有能量消耗的组成部分中，体力活动能量消耗的变异最大。肌肉活动越强，能量消耗越大；肌肉活动持续时间越长，能量消耗也越大。总能量消耗（TEE）与基础能量消耗（BEE）的比值，用以表示身体活动强度，称为身体活动水平（physical activity level，PAL）。中国营养学会推荐的体力活动水平分级及 PAL 系数见表 1.3。

表 1.3 中国营养学会建议的我国成人体力活动水平分级

活动水平	工作内容举例	PAL(体力活动水平)系数	
		男	女
轻	办公室工作、修理电器钟表、售货员、酒店服务员、讲课等	1.55	1.56
中	学生日常活动、驾驶员、电工安装、车床操作、金工切割等	1.78	1.64
重	非机械化农业劳动、炼钢、舞蹈、体育运动、装卸、采矿等	2.10	1.82

可采用基础代谢结合身体活动水平估算总能量需要，其公式为：

一日能量需要量(TEE)＝基础代谢能量消耗(BEE)×体力活动水平(PAL)

3. 食物热效应

食物热效应（thermic effect of food，TEF），即食物特殊动力作用（specific dynamic action，SDA），指人体在摄食过程中，由于要对食物中营养素进行消化、吸收、代谢、转化等，需要额外消耗能量。

不同的产能营养素其食物热效应不等。脂肪消耗本身产生能量的4%～5%；碳水化合物消耗本身产生能量的5%～6%；蛋白质消耗本身产生能量的30%～40%；食用混合膳食时，食物热效应占全日总能量的10%。

4. 生长发育

正在生长发育的机体额外消耗能量维持生长发育。3～6个月婴儿每天有15%～23%的能量储存于机体建立新的组织，婴儿每增加1g体重约需要20.9kJ（5kcal）能量。另外孕妇、乳母也因特殊需要而有能量消耗。

五、能量平衡

能量消耗量的测定主要有直接测定法和间接估算法。直接测定是指测定机体耗O_2量或产生CO_2量的各种方法，如双标记水法、热量计法等。间接估算法是根据直接测定结果的统计分析而估计人体能量消耗量。此外，还可以通过详细记录调查工作对象一日各种活动的持续时间，然后按每种活动的能量消耗计算出全天的能量消耗量。此法的优点是利用已有的测量资料和数据估算能量消耗，是了解能量消耗最常用的方法，但活动记录影响因素较多，各种活动的耗能率也因个体差异较大。

能量的供给应依据能量的消耗而定，不同人群的需要和供给量各不相同。一般情况下，在较长时间内健康成年人摄入的能量与所消耗的能量保持平衡。能量摄入不足时，机体会动用自身的能量储备甚至消耗自身组织以满足生命活动的能量需要，导致体力下降、体重减轻、发育迟缓甚至死亡。当能量摄入过剩时，多余的能量以脂肪的形式储存，导致肥胖。因此，能量摄入与能量消耗应保持动态平衡。中国营养学会按年龄、性别和体力活动情况制定了不同人群的能量摄入标准（详见附录1）。成年中体力劳动者能量参考摄入量男性为2600kcal/d，女性为2100kcal/d。

技能训练一　人体能量消耗估算与评价

【技能描述】

采用间接估算法估算调查对象一日的能量消耗量。

【训练准备】

1. 仪器准备：身高计、体重计等体格测量仪器及计算器。
2. 相关表格：人体体格测量数据、Schofield公式表、成人体力活动水平分级表等。

【训练流程】

准备工作 → 体格测量表设计 → 仪器校准 → 体格指标测定 → 测定结果记录 → 能量消耗计算 → 能量消耗水平评估

【训练步骤】

1. 一日能量需要估算

（1）基础代谢估算：采用体表面积计算法、Harris-Benidict 公式计算法、简单估算法、Schofield 公式计算法估算一日基础代谢能量消耗。

（2）PAL 系数的确定：根据调查对象生活工作内容确定体力活动水平等级，并查得 PAL 系数值。

（3）能量需要估算：

一日总能量消耗（TEE）＝基础代谢能量消耗（BEE）×体力活动水平（PAL）

2. 活动时间记录

详细记录调查对象一日各种活动的持续时间，然后按每种活动的能量消耗计算出全天的能量消耗量。

3. 综合评价与分析

综合获得的相关信息及评价指标，对调查对象进行一日能量需要综合评价，然后提出适合的建议。

项目二
蛋白质

> **知识目标**
>
> 1. 熟悉蛋白质的结构、分类与生理功能。
> 2. 掌握必需氨基酸、限制性氨基酸、氨基酸模式等概念。
> 3. 掌握蛋白质的参考摄入量和食物来源。

> **技能目标**
>
> 能够采用 AAS 法进行蛋白质的营养价值评价。

一、蛋白质的结构与分类

蛋白质是人体必需的营养素之一，主要由碳、氢、氧、氮四种元素组成，是以氨基酸为基本单位按不同比例、不同序列构成的高分子化合物。

1. 氨基酸

构成人体蛋白质的氨基酸有 20 种，分为以下三类。

(1) 必需氨基酸 指人体不能合成或合成速度不能满足机体的需要，必须由食物蛋白供给的氨基酸，简写为 EAA。成人必需氨基酸包括赖氨酸、色氨酸、苯丙氨酸、蛋氨酸、苏氨酸、异亮氨酸、亮氨酸、缬氨酸。此外，组氨酸对于婴儿也是必需氨基酸。

(2) 条件必需氨基酸 膳食中足量的酪氨酸和半胱氨酸，可以减少人体对苯丙氨酸和蛋氨酸的需要量，故称条件必需氨基酸。

(3) 非必需氨基酸 指人体自身能由简单的前体合成，不需要从食物中获得的氨基酸，例如甘氨酸、丙氨酸等。

2. 氨基酸模式及限制氨基酸

(1) 氨基酸模式 某种蛋白质中各种必需氨基酸的构成比例称为氨基酸模式，缩写为 AAP。即根据蛋白质中必需氨基酸含量，以含量最少的色氨酸为 1 计算出的其他氨基酸的相应比值为食物氨基酸模式，常见食物氨基酸模式见表 1.4。食物蛋白质的氨基酸模式与人体蛋白质越接近，越能被机体充分利用，其营养价值也相对越高。

表 1.4 常见食物氨基酸模式

氨基酸	人体	全鸡蛋	牛乳	牛肉	大豆	面粉	大米
异亮氨酸	4.0	3.2	3.4	4.4	4.3	3.8	4.0

续表

氨基酸	人体	全鸡蛋	牛乳	牛肉	大豆	面粉	大米
亮氨酸	7.0	5.1	6.8	6.8	5.7	6.4	6.3
赖氨酸	5.5	4.1	5.6	7.2	4.9	1.8	2.3
蛋氨酸+半胱氨酸	2.3	3.4	2.4	3.2	1.2	2.8	2.8
苯丙氨酸+酪氨酸	3.8	5.5	7.3	6.2	3.2	7.2	7.2
苏氨酸	2.9	2.8	3.1	3.6	2.8	2.5	2.5
缬氨酸	4.8	3.9	4.6	4.6	3.2	3.8	3.8
色氨酸	1.0	1.0	1.0	1.0	1.0	1.0	1.0

(2) 限制氨基酸 食物蛋白质中一种或几种必需氨基酸缺少或不足，就会使此种食物蛋白质的利用受到限制，这类氨基酸称为限制氨基酸，缩写为 LAA。按其缺少数量的多少顺序排列，依次为第一限制氨基酸、第二限制氨基酸等。赖氨酸是谷类蛋白质的第一限制性氨基酸，蛋氨酸是大豆、花生等蛋白质的第一限制性氨基酸。

(3) 蛋白质互补作用 两种或两种以上食物蛋白质混合食用，其中所含有的必需氨基酸取长补短，相互补充，达到较好的比例，从而提高蛋白质利用率的作用，称为蛋白质互补作用。为充分发挥食物蛋白质互补作用，在调配膳食时，应遵循三个原则。

① 食物的生物学种属越远越好。
② 搭配种类越多越好。
③ 食用时间越近越好，同时食用最好。

3. 蛋白质的分类

根据食物中所含氨基酸的种类和数量将食物蛋白质分成三类。

(1) 完全蛋白质 又称优质蛋白质，所含的氨基酸种类齐全、数量充足、比例适当。这类蛋白质不仅可以维持人体健康，还可以促进生长发育。乳、蛋、肉的蛋白质都属于完全蛋白质。

(2) 半完全蛋白质 这类蛋白质所含氨基酸种类齐全，但其中某些氨基酸的数量不能满足人体需要。它们虽然可以维持生命，但不能促进生长发育。如谷类蛋白质就属于半完全蛋白质。

(3) 不完全蛋白质 这类蛋白质不能提供人体所需的全部必需氨基酸。它们不能单独维持生命活动，也不能促进生长发育。如动物食品中胶原蛋白、植物中玉米胶蛋白等。

二、蛋白质的生理功能

蛋白质是构成生命的基本物质，其主要生理功能包括以下几方面。

1. 构成和修补人体组织

蛋白质是形成身体组织结构的主要成分，占人体体重的 16%～19%。蛋白质参与制造肌肉、血液、皮肤和各种身体器官，帮助身体制造新组织以替代坏掉的组织，促进人体病后的康复。

2. 提供能量

蛋白质是三大产能营养素之一，合理膳食中蛋白质的供能占总能量的10%～15%，1g蛋白质在体内氧化能够提供16.74kJ（4.0kcal）能量。

3. 调节人体生理功能

蛋白质中的酶具有催化功能，可使细胞的新陈代谢沿着特定的方向进行，并完成各种生理活动。此外，蛋白质是人体对抗病原体感染的关键物质，发挥免疫力的重要物质抗体也属于蛋白质。

三、蛋白质的消化、吸收和代谢

1. 蛋白质的消化

一般情况下食物蛋白质水解成氨基酸及小肽后才能被吸收。由于唾液中不含水解蛋白质的酶，所以食物中的蛋白质的消化从胃开始，但主要是在小肠。

2. 氨基酸的吸收

蛋白质在小肠内被水解为可吸收的氨基酸和2～3个氨基酸小肽，利用小肠黏膜细胞通过主动运输系统来进行吸收。具有相似结构的氨基酸共同使用一种转运系统，相互间具有竞争机制。

3. 氮平衡

氨基酸进入血液循环后，将会被机体细胞利用合成新的蛋白质。正常情况下，成年人体内的蛋白质含量相对稳定，蛋白质不断回收和合成，人体摄入氮和排出氮相等，达到氮平衡。摄入氮大于排出氮时为正氮平衡，儿童、青少年、孕妇、恢复期的患者应该维持正氮平衡。摄入氮小于排出氮时为负氮平衡，在饥饿、疾病时容易出现，人体应该尽量避免出现负氮平衡。

四、蛋白质的营养价值评价

蛋白质的营养价值的评价主要是从食物蛋白质含量、消化率以及人体利用率进行。

1. 食物蛋白质含量

食物蛋白质含量常用凯氏定氮法测定，测定食物的总氮量再乘以该食物的含氮系数即得到该食物蛋白质含量。大部分蛋白质平均含氮量为16%，折算系数为6.25。

食物中的蛋白质含量＝含氮量(%)×含氮系数

2. 蛋白质的消化率

蛋白质的消化率是指食物蛋白质在消化道内被消化吸收的量占摄入蛋白质的百分比。通常蛋白质的消化率越高，其被吸收利用的可能性越大，营养价值越高。一般可分为表观消化率和真消化率。一般来说动物蛋白质更容易消化吸收，消化率达90%以上，其次是豆类的蛋白质。

3. 食物蛋白质的利用率

食物蛋白质的利用率是食物蛋白质被吸收后在体内的利用程度，主要测定指标如下。

(1) 蛋白质的生物价（BV） 指食物蛋白质被吸收后储留氮与吸收氮的比值，常见食物蛋白质的生物价见表 1.5。比值越高说明蛋白质被机体利用的程度越高，蛋白质营养价值越高。

$$蛋白质生物价(BV)=储留氮量/吸收氮量\times 100$$

$$储留氮量=吸收氮-(尿氮-尿内源氮)$$

$$吸收氮量=摄入氮-(粪氮-粪代谢氮)$$

表 1.5 常见食物蛋白质的生物价

食物	生物价	食物	生物价
鸡蛋	94	小米	57
牛乳	85	蚕豆	58
猪肉	74	大豆	57
牛肉	76	马铃薯	67
牛肝	77	白薯	72
鱼	76	高粱	56
虾	77	绿豆	58
大米	77	花生	59
面粉	67	白菜	76

(2) 氨基酸评分（AAS） 又称为蛋白质化学评分，是指被测食物中某种必需氨基酸含量与参考蛋白质中同种必需氨基酸含量进行比较，所得出的该种氨基酸的评分。

$$氨基酸评分(AAS)=\frac{被测食物蛋白质每克氮或蛋白质氨基酸含量(mg)}{参考蛋白质每克氮或蛋白质氨基酸含量(mg)}\times 100$$

氨基酸评分是目前最广为应用的一种食物蛋白营养价值评价方法。参考蛋白质可采用 WHO 人体必需氨基酸模式，也可以是鸡蛋或人乳。首先计算被测食物蛋白质每一种必需氨基酸的评分。比值最低的氨基酸即为该食物第一限制性氨基酸。食物第一限制性氨基酸评分即为该食物蛋白质的氨基酸评分。一种食物蛋白质的 AAS 越接近 100，则越接近人体需要，其营养价值越高。在进行氨基酸评分计算时没有考虑食物蛋白质的消化率，可用经消化率修正的氨基酸评分（PDCAAS）来进行计算：

$$经消化率修正的氨基酸评分(PDCAAS)=氨基酸评分\times 真消化率$$

鸡蛋必需氨基酸及 AAS 和 PDCAAS 见表 1.6。

表 1.6 鸡蛋必需氨基酸及 AAS 和 PDCAAS

必需氨基酸	参考蛋白质氨基酸模式 /(mg/g 蛋白质)	鸡蛋		
		氨基酸含量/(mg/g 蛋白质)	AAS	PDCAAS
异亮氨酸	40	49	122	118
亮氨酸	70	81	116	113
赖氨酸	55	66	120	116
蛋氨酸＋胱氨酸	35	47	135	131
苯丙氨酸＋酪氨酸	60	86	144	140
苏氨酸	40	45	112	109
色氨酸	10	17	172	167
缬氨酸	50	54	108	105

注：鸡蛋真消化率以 97% 计算。

(3) 蛋白质功效比值（PER） 蛋白质功效比值是指测定生长发育中幼小动物摄入1g蛋白质所增加的体重（g），表示蛋白质被利用的程度。常见食物蛋白质的PER：全鸡蛋3.92、牛奶3.09、鱼4.55、大豆2.32、牛肉2.30、大米2.16、精制面粉0.60。

五、蛋白质的食物来源及参考摄入量

含蛋白质丰富的食物包括：牛奶、羊奶、马奶等奶类；牛、羊、猪肉等畜肉；鸡、鸭、鹅、鹌鹑、鸵鸟等禽肉；鸡蛋、鸭蛋、鹌鹑蛋等蛋类；鱼、虾、蟹等水产品；黄豆、大青豆和黑豆等豆类；此外芝麻、瓜子、核桃、杏仁等干果类的蛋白质含量也较高。

蛋白质含量丰富的食品价格较昂贵，可以利用蛋白质互补原则混合膳食，提高蛋白质的利用率。例如，单纯食用玉米的生物价为60、小麦为67、黄豆为64，若把这三种食物按比例混合后食用，则蛋白质的利用率可达77。

我国推荐的食物蛋白质日供给量为成年人男性65g，女性55g，孕妇、乳母等人群应适当增加。

技能训练二　蛋白质营养价值评价

【技能描述】

采用AAS法评价食物蛋白质营养价值。

【训练准备】

1. 工具准备：计算器、任务工单等。
2. 相关资料：食物成分表、常见蛋白质的氨基酸模式表等。

【训练流程】

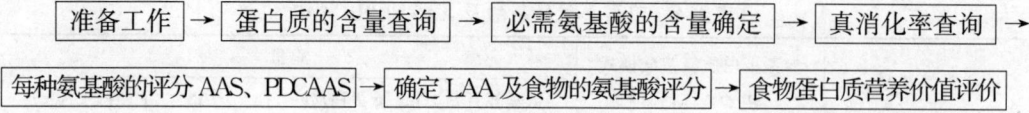

【训练步骤】

用AAS和PDCAAS评价鸡蛋和黄豆蛋白质的营养价值。鸡蛋和黄豆的蛋白质真消化率为97%和87%，下表为鸡蛋、黄豆和参考蛋白质的必需氨基酸含量。计算被测食物蛋白质每种氨基酸的评分AAS和PDCAAS；确定比值最低的氨基酸为第一限制性氨基酸，第一限制性氨基酸的评分即为该种食物的氨基酸评分；根据评分评价食物蛋白质的营养价值。

必需氨基酸	参考蛋白质氨基酸模式/(mg/g 蛋白质)	鸡蛋			黄豆		
		氨基酸含量/(mg/g 蛋白质)	AAS	PDCAAS	氨基酸含量/(mg/g 蛋白质)	AAS	PDCAAS
异亮氨酸	40	49			53		
亮氨酸	70	81			81		
赖氨酸	55	66			64		
蛋氨酸＋胱氨酸	35	47			26		
苯丙氨酸＋酪氨酸	60	86			86		
苏氨酸	40	45			41		
色氨酸	10	17			13		
缬氨酸	50	54			49		

项目三 脂类

> **知识目标**
> 1. 熟悉脂类的结构、分类与生理功能。
> 2. 掌握必需脂肪酸的概念与生理功能。
> 3. 掌握脂类的参考摄入量和食物来源。

> **技能目标**
> 能够根据脂肪含量、脂肪酸组成和比例对食物进行脂类营养价值评价。

脂类

一、脂类的结构与分类

脂类是人体需要的重要营养素之一，供给机体所需的能量、提供机体所需的必需脂肪酸，是人体细胞组织的组成成分。

1. 脂类的结构特点

脂类是脂肪和类脂的总称，它们能溶于有机溶剂而不溶于水。脂肪是由一个甘油分子和三个脂肪酸组成的甘油三酯，是出现在食物和人体中脂类的主要形式。类脂主要包括磷脂、糖脂和固醇类。

2. 脂肪酸

脂肪酸是不同长度碳链的有机酸，常见的脂肪酸见表1.7。按其碳链的长短可分为短链脂肪酸（$C_2 \sim C_6$）、中链脂肪酸（$C_8 \sim C_{12}$）、长链脂肪酸（C_{14}以上）。按脂肪酸饱和程度分为饱和脂肪酸（SFA）和不饱和脂肪酸（UFA），不饱和脂肪酸又分为单不饱和脂肪酸（MUFA）和多不饱和脂肪酸（PUFA）。植物脂肪酸以不饱和脂肪酸为主，熔点低，常温下呈液态。动物脂肪酸以饱和脂肪酸为主，熔点高，常温下呈固态。按照不饱和脂肪酸第一个双键的位置主要有 n-3（或 ω-3）系列、n-6（或 ω-6）系列、n-9（或 ω-9）系列。按不饱和脂肪酸空间结构可分为顺式脂肪酸和反式脂肪酸，反式脂肪酸对心血管健康的危害较大。脂肪酸分类情况见表1.8。

表1.7 常见的脂肪酸

名称	代号
丁酸	C 4:0
己酸	C 6:0

续表

名称	代号
辛酸	C8:0
月桂酸	C12:0
棕榈酸	C16:0
硬脂酸	C18:0
油酸	C18:1,n-9,顺式
亚油酸	C18:2,n-6,9,全部顺式
α-亚麻酸	C18:3,n-3,6,9,全部顺式
γ-亚麻酸	C18:3,n-6,9,12,全部顺式
花生酸	C20:0
花生四烯酸	C20:4,n-6,9,12,15,全部顺式
二十碳五烯酸(EPA)	C20:5,n-3,6,9,12,15,全部顺式
二十二碳五烯酸	C22:5,n-3,6,9,12,15,全部顺式
二十二碳六烯酸(DHA)	C22:6,n-3,6,9,12,15,18,全部顺式

表1.8 脂肪酸的分类

分类依据	分类名称	举例
脂肪酸的饱和程度	饱和脂肪酸	硬脂酸、棕榈酸、月桂酸等
	单不饱和脂肪酸	油酸、棕榈油酸等
	多不饱和脂肪酸	花生四烯酸、亚油酸、亚麻酸等
脂肪酸碳链长度	短链脂肪酸($C_2 \sim C_4$)	丁酸等
	中链脂肪酸($C_6 \sim C_{12}$)	辛酸、月桂酸等
	长链脂肪酸(C_{14}以上)	硬脂酸、油酸等
脂肪酸空间结构	顺式脂肪酸	天然存在的多数脂肪酸
	反式脂肪酸	氢化油
不饱和脂肪酸第一个双键的位置	n-3(或ω-3)系列	α-亚麻酸、二十碳五烯酸(EPA)、二十二碳六烯酸(DHA)
	n-6(或ω-6)系列	亚油酸、花生四烯酸、γ-亚麻酸
	n-9(或ω-9)系列	油酸

3. 必需脂肪酸

脂肪酸的种类和含量决定了脂肪的性质和特点。其中一类维持生命活动所必需、体内不能合成、必须通过食物供给的脂肪酸为必需脂肪酸，缩写EFA。必需脂肪酸主要包括两种，一种是ω-3系列的α-亚麻酸（C18:3），一种是ω-6系列的亚油酸（C18:2）。植物油中必需脂肪酸含量较多，动物脂肪中含量较少。必需脂肪酸在机体中有许多重要生理功能，是构成线粒体和细胞膜的重要组成成分，是合成前列腺素的前体物质，参与机体胆固醇代谢等。α-亚麻酸的衍生物DHA（二十二碳六烯酸）是维持视网膜感光物质的必要物质。衍生物EPA（二十碳五烯酸）参与机体血脂代谢、免疫调节、血栓形成与溶解的功能。

二、脂类的生理功能

人体脂类总量占体重的10%～20%，脂类的重要生理功能如下。

1．供给与储存能量

脂肪是人体能量的重要来源，同时人体脂肪也是机体储能物质。1g脂肪在体内氧化可产生37.66kJ（9kcal）的能量。当机体摄入的能量不能及时被利用或过多时，就会转变为脂肪而储存起来。当机体能量消耗大于摄入量时，储存的脂肪则可以补充机体所需能量。

2．构成人体组织细胞

脂肪是机体脂肪细胞的组成成分，主要分布在皮下、肠系膜以及肾周围的脂肪组织中。类脂中的磷脂、糖脂、胆固醇参与生物膜的构成。胆固醇还是胆酸、7-脱氢胆固醇、肾上腺皮质激素等生理活性物质和激素的前体物质。

3．促进脂溶性维生素的吸收

食物脂肪中含有维生素A、维生素D、维生素E、维生素K等脂溶性维生素，并促进这些维生素的吸收。

4．调节体温和保护内脏器官

皮下脂肪可避免机体热量逸散，起到保温御寒作用。人体器官周围的脂肪组织对脏器具有支撑和衬托作用，可保护内部器官免受外力伤害。

5．增加饱腹感，改善食物感官性状

食物脂肪含量越多，胃排空时间延长，使人不易感到饥饿。脂肪作为食物加工的重要原料，可改善食物的色香味形，促进食欲。

三、脂类的消化、吸收及转运

脂类的主要消化场所是小肠，在脂肪酶作用下水解生成游离脂肪酸和甘油单酯。甘油单酯、短链和中链脂肪酸由小肠细胞吸收直接进入血液，甘油单酯和长链脂肪酸吸收后在小肠细胞中重新合成甘油三酯，并和磷脂、胆固醇和蛋白质形成乳糜微粒（CM），由淋巴系统进入血液循环。血液中的乳糜微粒是食物脂肪的主要运输形式，最终被肝脏吸收。

肝脏将来自食物中的脂肪和内源性脂肪及蛋白质等合成极低密度脂蛋白（VLDL），并随血流供应机体对甘油三酯的需要。随着血液中甘油三酯的减少，又不断地集聚血液中胆固醇，最终形成低密度脂蛋白（LDL）。血液中的LDL一方面满足机体对各种脂类的需要，另一方面可被细胞中的LDL受体结合进入细胞，适当调节血液中胆固醇的浓度。体内还可合成高密度脂蛋白（HDL），可将体内的胆固醇、磷脂运回肝脏进行代谢，起到保护作用。

四、脂类的营养价值评价

食用油脂的营养价值主要从脂类的消化率、脂肪酸的含量和构成、脂溶性维生素的含量等方面进行评价。

1．脂类的消化率

消化率越高，食物油脂的营养价值越高。消化率与熔点有关，动物脂肪以饱和脂肪酸为主，熔点高，不易消化吸收；而植物油脂则以多不饱和脂肪酸为主，熔点较低，较容易消化吸收。一般而言，植物油脂的消化率高于动物脂肪。

2. 脂肪酸的含量和构成

脂类能够为人体提供必需脂肪酸，其含量越多，营养价值越高。饱和脂肪酸摄入过多与心血管疾病的发生密切相关，因此饱和脂肪酸、不饱和脂肪酸合理搭配能够提高其营养价值。

3. 脂溶性维生素的含量

脂类的营养价值与脂溶性维生素含量密切相关。植物油中富含维生素 E，能够抗氧化，增加油脂的稳定性。某些海产品的肝脏中含有较多的维生素 A 和维生素 D。此外，奶油中含有一定量的维生素 A 和维生素 D。

五、脂类的食物来源及参考摄入量

膳食中的脂肪主要来源于植物油脂和动物脂肪。植物油脂如玉米油、花生油、大豆油、葵花籽油等消化率高，以不饱和脂肪酸为主。此外，坚果类如核桃、花生等也是植物油脂的重要来源。动物脂肪含饱和脂肪酸较多，其中动物性食物如猪肉、牛肉等畜肉类含有较多脂肪，特别是肥肉部分。奶油和黄油从牛奶中提炼，易被消化吸收。某些海产鱼油中 EPA（二十碳五烯酸）和 DHA（二十二碳六烯酸）含量较多。大豆磷脂和蛋黄磷脂是卵磷脂的主要来源。动物内脏和蛋黄中含有丰富的胆固醇。

中国居民膳食指南建议 18 岁以上成年人烹调油的摄入量每日不超过 25～30g、脂肪供能占总能量的 20%～30%。

技能训练三　脂类营养价值评价

【技能描述】

根据不同油脂样品的脂肪和脂肪酸含量，分析和比较油脂的营养价值。

【训练准备】

1. 工具准备：计算器等。
2. 资料准备：食物成分表、食物脂肪酸组成。

【训练流程】

阅读样品相关信息 → 比较总脂肪含量 → 分析必需脂肪酸含量 → 计算脂肪酸比例 → 分析与评价并提出建议

【训练步骤】

评价大豆油、猪油的脂类营养价值。

1. 查食物成分表确定各种油脂中脂肪总量、必需脂肪酸含量、各类脂肪酸及含量。

食物名称	脂肪含量 /(g/100g食物)	饱和脂肪酸 /(g/100g脂肪)	不饱和脂肪酸/(g/100g脂肪)			其他脂肪酸 /(g/100g脂肪)
			油酸(C18:1)	亚油酸(C18:2)	亚麻酸(C18:3)	
大豆油	99.8	16	22	52	7	3
猪油	99.6	43	44	9	—	3

2. 计算各种油脂脂肪酸比例：查表得出食物中饱和脂肪酸（S）、不饱和脂肪酸（M）、多不饱和脂肪酸（P）占总脂肪的比例，以饱和脂肪酸为1.0，计算 S：M：P 比值。

食物名称	饱和脂肪酸(S)		不饱和脂肪酸(M)		多不饱和脂肪酸(P)	
	含量/%	比值	含量/%	比值	含量/%	比值
大豆油						
猪油						

3. 计算结果统计。

指标	大豆油	猪油
总脂肪含量		
必需脂肪酸含量		
必需脂肪酸占总脂肪比例		
饱和脂肪酸：不饱和脂肪酸：多不饱和脂肪酸(S：M：P)		

4. 从脂肪含量、脂肪酸构成与比例、必需脂肪酸含量等方面对脂肪进行综合评价并提出膳食建议。

项目四
碳水化合物

知识目标

1. 熟悉碳水化合物的结构与分类。
2. 掌握碳水化合物的生理功能。
3. 掌握碳水化合物的参考摄入量和食物来源。

技能目标

能够根据血糖指数和血糖负荷进行碳水化合物营养价值评价。

一、碳水化合物的结构与分类

碳水化合物又称糖类，是由碳、氢、氧三种元素组成的多羟基醛（酮）类化合物，是最主要的供能营养素。碳水化合物在自然界中分布广泛，含量丰富，植物组织中主要有淀粉、纤维素等；动物组织中常见的碳水化合物有肝糖原、肌糖原、乳糖等。

1. 碳水化合物的形成

碳水化合物是指多羟基醛或酮以及它们失水后结合而成的缩聚物。碳水化合物（主要是葡萄糖）是绿色植物通过光合作用制造出来的。碳水化合物是自然界中存在最多的有机化合物，化学通式为 $C_m(H_2O)_n$。碳水化合物是一切生命体维持生命活动所必需的能量的主要来源。

2. 碳水化合物的分类

根据聚合度不同，碳水化合物可分为单糖、低聚糖和多糖，见表1.9。

表1.9 碳水化合物分类

分类（糖分子DP）	亚组	组成
单糖(1)	单糖	葡萄糖、半乳糖、果糖
	糖醇	山梨醇、甘露糖醇
低聚糖(2~10)	双糖	蔗糖、乳糖、麦芽糖、海藻糖
	异麦芽低聚寡糖	麦芽糊糖
	其他寡糖	棉籽糖、水苏糖、低聚果糖
多糖(>10)	淀粉	直链淀粉、支链淀粉、变性淀粉
	非淀粉多糖	纤维素、半纤维素、果胶、亲水胶质物

（1）单糖 是糖类的最基本组成单位，不能再水解，通常含有 3～6 个碳原子，可直接被人体吸收。食物中的单糖以六碳糖为主，常见的有葡萄糖、果糖和半乳糖。葡萄糖广泛存在于动植物食品中，是活细胞的能量来源和新陈代谢中间产物，是生物体的主要供能物质。果糖广泛存在于蜂蜜和水果中，是天然存在的甜度最高的碳水化合物。半乳糖由乳糖分解，不单独存在于天然食品中，在人体内转化为肝糖原再分解为葡萄糖后被机体利用。

（2）低聚糖 也称寡糖，指 2～10 个单糖以糖苷键聚合而成的糖类，常见的是麦芽糖、蔗糖等双糖。双糖由两分子单糖缩合而成，经过水解作用生成单糖后方能被人体吸收。蔗糖是从甜菜或者甘蔗中提取出来的，由一分子果糖和一分子葡萄糖缩合而成，过度摄入蔗糖会导致龋齿、肥胖、糖尿病等。麦芽糖又称饴糖，由两分子葡萄糖缩合而成，大量存在于麦芽中，甜度约为蔗糖的 1/2。乳糖由半乳糖和葡萄糖连接而成，存在于哺乳动物乳汁中，是婴儿主要食用的糖类物质，乳糖需要在乳糖酶的分解作用后方能被人体消化吸收。

此外还有海藻糖、异麦芽糖、大豆低聚糖、水苏糖、壳寡糖等低聚糖。功能性低聚糖在以下方面发挥重要作用：难以消化，促进肠道双歧杆菌增殖，改善肠内微生态环境；低热值，防龋齿，预防口腔疾病；增强免疫作用，抑制肿瘤生长等。

（3）多糖 是由 10 个以上单糖分子脱水后以糖苷键组合而成的大分子化合物。多糖在酸或酶的作用下可水解，水解的最终产物是单糖。可被人体消化利用的多糖有淀粉、糊精、糖原等。淀粉是植物体内葡萄糖的储存形式，对人体也有重要的营养作用。糖原与淀粉组成相似，是动物和人类葡萄糖的储存形式。膳食纤维大多数是植物中不能被人体消化吸收的多糖，包括纤维素、半纤维、果胶、树胶等。膳食纤维在预防便秘、改善肠内菌群、抑制肿瘤、调节血脂血糖、控制肥胖等方面发挥生理功能。

二、碳水化合物的生理功能

碳水化合物是生命细胞结构的主要成分及供能物质，并且有调节细胞活动的重要功能。

1. 供给和储存能量

碳水化合物是人类获取能量最经济最主要的来源，1g 葡萄糖在体内完全氧化分解可释放能量 16.7kJ（4kcal），最终产物为二氧化碳和水。维系人体健康所需的能量中，50%～65% 由碳水化合物供给，糖原是碳水化合物在体内的储存形式，在肝和肌肉中含量最多。碳水化合物的来源广泛，在体内消化、吸收、利用较其他热源物质迅速、完全并且安全。它不但是肌肉活动最有效的燃料，而且是心脏、脑、红细胞、白细胞等重要组织细胞唯一依赖的能量来源，对维持其正常功能、增加耐力、提高工作效率有极其重要的意义。

2. 构成机体组织

碳水化合物是构成机体组织的重要物质，并参与细胞的组成和多种活动。每个细胞都有碳水化合物，其含量约为 2%～10%，主要以糖脂、糖蛋白等形式存在。如核糖和脱氧核糖是细胞中核酸的成分；糖脂是组成神经组织与细胞膜的重要成分；糖蛋白是某些具有重要生理功能的物质如抗原、抗体、酶、激素的组成成分。

3．抗生酮作用

脂肪在体内代谢也需要碳水化合物的参与，脂肪在体内代谢所产生的乙酰基必须与草酰乙酸结合进入三羧酸循环中才能被彻底氧化，而草酰乙酸是由糖代谢产生，因此如果膳食中碳水化合物的摄入量过少，草酰乙酸供应相应减少，导致脂肪氧化不完全而产生过多的酮体聚在体内引起酮血症和酮尿症。碳水化合物的充分供给可使酮体生成减少，从而防止机体酮体的积累。

4．节约蛋白质作用

机体的一切生命活动都以能量为基础。当碳水化合物供应不足时，机体为了满足自身对葡萄糖的需要，将通过糖原异生作用动用蛋白质产生葡萄糖。碳水化合物是机体最直接、最经济的能量来源，若食物能提供足量的可利用碳水化合物，人体首先利用它作为能量来源，从而减少蛋白质作为能量的消耗，使更多的蛋白质参与组织构成等更重要的生理功能。

5．解毒作用

经糖醛酸途径生成的葡萄糖醛酸是体内一种重要的结合解毒剂，在肝中能与许多有害物质如细菌毒素、酒精、砷等结合，以消除有些物质的毒性或生物活性，起到解毒作用。机体肝糖原丰富时，对有害物质的解毒作用增强；肝糖原不足时，机体对有害物质的解毒作用显著下降。

6．增强肠道功能

非淀粉多糖类如纤维素和果胶、功能性低聚糖等抗消化的碳水化合物，虽不能在小肠消化吸收，但能刺激肠道蠕动，增加结肠内的发酵率，发酵产生的短链脂肪酸和肠道菌群增殖，有助于正常消化和增加排便量。近年来已证实某些不消化的碳水化合物在结肠发酵、有选择性地刺激肠道菌群的生长，特别是刺激某些有益菌群的生长，如乳酸菌、双歧杆菌。益生菌可提高消化系统功能，尤其是肠道的消化吸收功能。

三、糖代谢与糖异生

1．糖原的合成与分解

消化吸收的葡萄糖或体内其他物质转变而来的葡萄糖进入肝脏和肌肉后，可分别合成肝糖原和肌糖原，此种过程称为糖原的合成作用。肝糖原可在肝脏分解为葡萄糖，此种过程称为糖原的分解作用。

糖原的合成和分解作用在维持血糖相对稳定方面具有重要作用。例如，当机体处于暂时饥饿时，血糖趋于低下，这时肝糖原分解加速，及时使血糖升高恢复正常；反之，当机体饱餐后，消化吸收的葡萄糖大量进入血液循环，血糖趋于升高，这时可通过糖原合成酶的活化及磷酸化酶的活性降低，使血糖水平下降而恢复正常。

2．糖异生

由非碳水化合物转变为葡萄糖或糖原的过程称为糖异生。非碳水化合物主要是乳酸、丙酮酸、甘油、丙酸盐及生糖氨基酸。糖异生的主要场所是肝脏。糖异生具有重要的生理意义。

(1) 保持饥饿时血糖相对稳定 饥饿时，血糖趋于下降，肝糖原大量分解，当肝糖原耗尽时，机体组织蛋白质分解而来的大量氨基酸以及由体脂分解而来的甘油等非糖物质加速转变成葡萄糖使血糖保持相对稳定，这对于主要依赖葡萄糖供能的组织维持其生理功能十分重要，如人体大脑、肾髓质、血细胞、视网膜等。

(2) 促进肌肉乳酸的充分利用 当人体剧烈运动时，肌肉经糖酵解作用生成大量的乳酸，通过骨骼肌细胞扩散至血液，并被运送到肝脏。通过肝脏强大的糖异生能力，乳酸转变为葡萄糖，又返回肌肉供肌肉糖酵解产生能量。如果糖异生途径障碍，则乳酸利用受限，可使得人体运动能力明显下降。

(3) 有利于肾脏排 H^+ 保 Na^+ 在长期禁食或糖尿病晚期可出现代谢性酸中毒，使血液 pH 降低，促使肾小管细胞中磷酸烯醇式丙酮酸羧激酶的合成加速，从而促进糖异生作用，由此可引起谷氨酰胺脱氨。脱下的氨由肾小管细胞分泌进入管腔的肾小球滤液中，与 H^+ 结合形成 NH_4^+，随尿排出，从而降低肾小球滤液中 H^+ 浓度，同时替回 Na^+，如此则有助于缓解酸中毒。

四、碳水化合物的营养价值评价

食物碳水化合物的评价包括对碳水化合物的分类分析、食物中碳水化合物的转化与应用程度。常用血糖指数和血糖负荷来评价食物碳水化合物。

1. 血糖指数（GI）

1981 年，Jenkins 等人首次提出了血糖指数（GI）的概念，它是指含有 50g 碳水化合物的食物与等量的葡萄糖在一定时间（一般为 2h）体内血糖反应水平的百分比值，反映了这种食物与葡萄糖相比升高血糖的速度和能力。通常以葡萄糖的 GI 值为 100 来确定其他食物的 GI。

$$GI = \frac{含 50 克碳水化合物试验食物餐后 2 小时血糖应答曲线面积}{含 50 克碳水化合物标准参考物试验食物餐后 2 小时血糖应答曲线面积} \times 100$$

根据食物 GI 值可以判断食物对血糖影响的差异。GI 大于 70 的为高 GI 食物，GI 在 55～70 的为中 GI 食物，GI 小于 55 的为低 GI 食物。常见食物 GI 值见表 1.10。

表 1.10 常见食物 GI 值

食物类别	食物名称	GI	食物名称	GI	食物名称	GI
粮谷类	大米饭	69.4	大米糯米粥	65.3	燕麦麸	55
	黑米饭	55	白面包	87.9	玉米(甜，煮)	55
	糯米饭	87	全麦面包	69	玉米片(市售)	78.5
	黑米粥	42.3	高纤面包	68	玉米面粥(粗粉)	50.9
	馒头(富强粉)	88.1	油条	74.9	烤马铃薯	60
	烙饼	79.6	马铃薯	62	马铃薯泥	73
	炸薯条	60	炸薯片	60.3	苕粉	34.5
	藕粉	32.6	粉丝汤(豌豆)	31.6		

续表

食物类别	食物名称	GI	食物名称	GI	食物名称	GI
糕饼类	小麦饼干	70	爆玉米花	55	苏打饼干	42
	膨化薄脆饼干	81	华夫饼干	76		
蔬菜类	胡萝卜	71	芦笋	<15	茄子	<15
	南瓜	75	菜花	<15	莴笋	<15
	山药	51	芹菜	<15	生菜	<15
	芋头(蒸)	47.7	黄瓜	<15	青椒	<15
	番茄	<15	菠菜	<15		
水果类	苹果	36	葡萄	43	猕猴桃	52
	香蕉	52	奇异果	52±6	桃	28
	樱桃	22	芒果	55±5	梨	36
	柚子	25	柳橙	43±4	菠萝	66
	葡萄干	64	西瓜	72	李子	24
乳制品类	牛乳	27.6	脱脂牛乳	32	酸乳(加糖)	48
	全脂牛乳	27	巧克力牛乳	34		
豆类	黄豆(泡、煮)	18	豆腐(冻)	22.3	绿豆	27.2
	豆腐(炖)	31.9	豆腐干	23.7		

对于高 GI 的食物，其碳水化合物能快速消化、吸收完全，血糖上升速度快；低 GI 的食物，释放葡萄糖缓慢，餐后血糖峰值低，但下降速度也慢。这就为糖尿病患者的膳食选择提供了基础。食物的 GI 值不是固定不变的，它受到很多因素的影响，包括成熟度、个体差异、烹调时间等。

2. 食物血糖负荷（GL）

餐后血糖水平除了与碳水化合物的血糖指数（GI）高低有关外，还与食物中所含碳水化合物的总量有密切关系。GI 高的食物，如果碳水化合物含量很少，尽管其容易转化为血糖，但其对血糖总体水平的影响并不大。血糖负荷（GL），是指单位食物中可利用碳水化合物数量与血糖指数的乘积。

$$GL = GI \times \frac{100g 食物中可利用的碳水化合物的量(g)}{100g}$$

GL 大于 20 的食物对血糖影响大，为高 GL 食物；GL 在 11～19 的为中 GL 食物；GL 小于 10，对血糖影响最小，为低 GL 食物。

GL 的提出体现了碳水化合物数量对血糖的影响。GL 可以对实际提供的食物或总体膳食模式的血糖效应进行定量测定，因此 GL 比 GI 更能全面评价食物引起血糖升高的能力。GL 与 GI 结合使用，可反映特定食品的一般食用量中所含可利用碳水化合物的数量，因此更接近实际饮食情况。

五、碳水化合物的食物来源及参考摄入量

膳食中淀粉的来源主要是粮谷类、薯类、根茎类食物。粮谷类一般含碳水化合物 60%～80%，薯类中含量为 15%～29%，豆类中含量为 40%～60%。单糖和双糖的来

源主要是蔗糖、糖果、糕点、甜味水果、含糖饮料和蜂蜜等。膳食纤维含量丰富的食物有果蔬、粗粮、杂粮、豆类等。

人体对碳水化合物的需要值常以可提供能量的百分比来表示。中国营养学会建议我国18岁以上成年健康人群的碳水化合物供给量为总能量摄入的50%～65%。碳水化合物的来源包括复合淀粉、不消化的抗性淀粉、非淀粉多糖和低聚糖等。限制纯能量食物如糖的摄入量，以保障改善胃肠道环境和预防龋齿的需要。

技能训练四 碳水化合物营养价值评价

【技能描述】

食物GI和GL值是评价进食后血糖变化的重要指标。通过计算混合膳食的GI值和GL值，能够反映进食后血糖升高的程度，对碳水化合物食物的选择具有重要意义。

【训练准备】

1. 仪器准备：计算器。
2. 资料准备：食物成分表、食物的GI值。
3. 相关表格。

【训练流程】

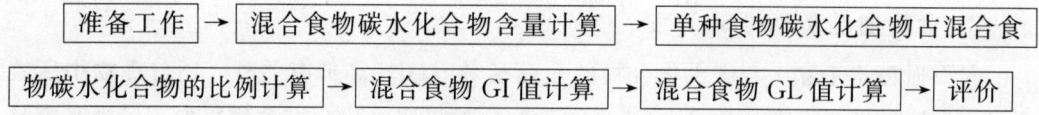

【训练步骤】

计算混合膳食（100g馒头、80g香蕉和250mL牛奶）的血糖指数（GI值）和血糖负荷（GL值），并进行评价。

1. 根据每种食物的质量和该种食物碳水化合物的含量百分比（查询食物成分表），计算混合食物中每种食物碳水化合物的含量，以及混合食物碳水化合物的总量。

食物种类	用量	碳水化合物含量/(g/100g)	实际碳水化合物含量	占混合食物碳水化合物比例
馒头	100g	43.2		
香蕉	80g	20.8		
牛奶	250mL	3.4		
总计	—	—		—

2. 混合食物GI值计算：将每种食物的GI值乘以该种食物的碳水化合物含量占混合食物碳水化合物总量的比值，得该种食物对混合食物GI值的贡献值，将所有食物GI

贡献值相加即得混合食物 GI 值。

食物种类	GI	占混合膳食碳水化合物比例	对混合膳食 GI 贡献值	混合膳食 GI
馒头	88.1			
香蕉	52			
牛奶	27.6			

3. 混合食物 GL 值计算：GL＝GI×碳水化合物含量（g)/100。注意：碳水化合物含量为混合食物碳水化合物的总量。

4. 对该混合食物碳水化合物进行评价，并给出膳食建议。

西瓜是高血糖指数的食物吗？

项目五 维生素

知识目标

1. 熟悉维生素的基本概念与分类。
2. 掌握各种维生素的生理功能。
3. 掌握各种维生素的需要量与食物来源。

技能目标

能根据常见症状判定维生素的缺乏或过量,能根据人体各种维生素的需要量与食物来源提出合理的膳食建议。

一、维生素概述

维生素俗称维他命,是维持人体正常生命活动,促进人体生长发育和调节生理功能所必需的一类低分子有机化合物的总称。维生素具有以下共同特点。

① 维生素或其前体都在天然食物中存在,但是没有一种天然食物含有人体所必需的全部维生素。

② 它们在体内不提供热量,一般也不参与机体的组成。

③ 它们的作用主要是调节机体正常生理活动,需要量极少,通常以毫克或者微克计,但是绝对必不可少。

④ 它们一般不能在体内合成,或合成的量少,不能满足机体需要,必须由食物供给。

维生素种类较多,化学性质不同,生理功能各异,人体必需的维生素有 10 多种。根据其溶解性可分为脂溶性维生素和水溶性维生素两大类。脂溶性维生素包括维生素 A、维生素 D、维生素 E、维生素 K,溶于脂肪及有机溶剂,在食物中常与脂类共存,摄取多时可在肝脏贮存,如摄取过多易引起中毒。水溶性维生素包括 B 族维生素(维生素 B_1、维生素 B_2、维生素 B_6、维生素 PP、维生素 B_{12}、叶酸、泛酸、生物素等)和维生素 C,溶于水,在体内不能贮存,水溶性维生素及其代谢产物较易从尿中排出,因此可通过尿中维生素的检测而了解机体代谢情况。

二、脂溶性维生素

1. 维生素 A

维生素 A 又称为视黄醇、抗干眼病维生素。植物来源的胡萝卜素是人类维生素 A

的重要来源,被称为维生素 A 原,其中 β-胡萝卜素的活性最高。维生素 A 对酸、碱、热稳定,但易被氧化和受紫外线破坏。

(1) 生理功能

① 维持正常视觉功能。维生素 A 能促进细胞内感光物质——视紫红质的合成与再生,维持正常的暗适应能力,从而维持正常视觉。

② 维持上皮结构的完整。维生素 A 能维持上皮细胞的正常生长与分化,保持上皮组织的健康,维持机体正常的免疫功能。

③ 促进生长发育。维生素 A 可以促进体内组织蛋白质的合成、骨细胞的正常分裂、骨骼的生长,加速生长发育。

(2) 缺乏与过量 维生素 A 缺乏可引起干眼病和上皮组织角化、肿瘤等疾病。维生素 A 缺乏的最早体征是暗适应能力下降,严重者可致夜盲症、干眼病、上皮干燥、增生及角化,儿童生长发育迟缓。维生素 A 过量可引起急性、慢性毒性及致畸性。

儿童维生素 A 缺乏症

(3) 膳食建议 维生素 A 的摄入量以视黄醇当量 RAE 换算。

视黄醇活性当量(μgRAE)＝膳食或补充剂来源全反式视黄醇(μg)＋1/2 补充剂纯品全反式 β-胡萝卜素(μg)＋1/12 膳食全反式 β-胡萝卜素(μg)＋1/24 其他膳食维生素 A 类胡萝卜素(μg)。

中国营养学会建议,成年男性摄入维生素 A 为 800μgRAE/d,女性为 700μgRAE/d。成人最高可耐受摄入量为 3000μgRAE/d。维生素 A 的最好来源是动物肝脏、奶类、蛋类等,富含维生素 A 原的水果和深色蔬菜。

2. 维生素 D

维生素 D 具有抗佝偻病的作用,又称抗佝偻病维生素。以维生素 D_2(麦角钙化醇)和维生素 D_3(胆钙化醇)最为常见。

(1) 生理功能 维生素 D 的主要生理功能是调节体内钙、磷的正常代谢,促进钙、磷的吸收和利用;维持儿童和成人骨质钙化,保持牙齿正常发育,促进儿童骨骼生长。

(2) 缺乏与过量 婴儿缺乏维生素 D 可引起佝偻病;成人,尤其是孕妇、乳母、老年人等对钙需求量较大的人群,在缺乏维生素 D、钙和磷时,容易出现骨质软化症或骨质疏松症。摄入量过多,尤其是药物型摄入或注射过量时会发生中毒。

(3) 膳食建议 维生素 D 的推荐摄入量为成人 10μg/d,成人最高可耐受摄入量为 50μg/d。

经常晒太阳是人体廉价获得充足有效的维生素 D_3 的最好来源。维生素 D 的主要食物来源为海水鱼(如沙丁鱼等)、动物肝脏、蛋黄、奶油及鱼肝油制剂等。

3. 维生素 E

维生素 E 又称生育酚,是含苯并二氢吡喃结构、具有生物活性的一类物质,包括 α、β、γ、δ 四种生育酚和 α、β、γ、δ 四种生育三烯酚,因 α-生育酚生物活性最高,通常以 α-生育酚作为维生素 E 的代表。

(1) 生理功能

① 抗氧化作用。维生素 E 是很强的抗氧化剂,在体内保护细胞免受自由基损害。

这一功能与其保持红细胞的完整性、抗动脉粥样硬化、抗肿瘤、改善免疫功能及延缓衰老等过程有关。

② 与动物的生殖功能和精子的生成有关。临床上可用于习惯性流产的辅助治疗。

③ 调节血小板的黏附力和聚集作用。

④ 维生素E还具有促进肌肉正常生长发育、治疗贫血等方面的作用。

(2) 缺乏与过量　维生素E缺乏症在人类极为少见，表现为溶血性贫血。维生素E营养不良可能增加动脉硬化、癌症、白内障以及其他老年退行性病变的危险性。其毒性很小，人类尚未发现明显的过量中毒症状。

(3) 膳食建议　膳食中总维生素E含量以α-TE表示，按下式计算：

膳食 α-TE＝1×α-生育酚＋0.5×β-生育酚＋0.1×γ-生育酚＋0.02×δ-生育酚＋0.3×三烯生育酚

中国居民膳食营养素参考摄入量中推荐适宜摄入量（AI）为14mg α-TE/d，成人最高可耐受摄入量为700mg α-TE/d。维生素E在自然界中分布甚广，含量丰富的食物有植物油、麦胚、坚果、豆类、谷类、植物种子、绿叶蔬菜等。肉、鱼类动物性食品，水果及其他蔬菜含量较少。

三、水溶性维生素

1. 维生素C

维生素C是一种抗坏血病因子，因具有酸性又名抗坏血酸。

(1) 生理功能　维生素C具有较强的还原性，参与机体重要的氧化还原反应，保护酶的活性，促进胶原蛋白合成，促进铁的吸收，参与叶酸的活化。维生素C还可促进机体抗体的形成，提高白细胞的吞噬作用，对铅、苯、砷等化学毒物和细菌毒素有解毒作用。此外，维生素C能清除自由基，降低胆固醇，对防治动脉硬化、高脂血症、冠心病等有良好的效果。

如何补充维生素C

(2) 缺乏与过量　维生素C缺乏时，可引起坏血病，表现为疲劳倦怠、皮肤出现瘀点、毛囊过度角化，继而出现牙龈肿胀出血，眼球结膜出血，机体抵抗力下降，伤口愈合迟缓，关节疼痛，同时伴有轻度贫血以及多疑、抑郁等神经症状。一次口服过大时可能出现腹泻症状，长期摄入过高而饮水较少的话，有增加尿路结石的危险。

(3) 膳食建议　我国居民维生素C的推荐摄入量成人为100mg/d，成人最高可耐受摄入量为1000mg/d。

维生素C缺乏症

维生素C主要存在于新鲜的蔬菜和水果中。除动物肝、肾、血液外，牛奶和其他动物性食品维生素C含量甚微。

2. 维生素B_1

维生素B_1是人类发现最早的维生素之一，又称硫胺素、抗脚气病维生素或抗神经炎维生素。

(1) 生理功能　维生素B_1是机体多种重要辅酶的组成成分，参与机体内糖代谢等重要代谢，维持肌肉特别是心肌的正常功能，在维持正常食欲、胃肠蠕动和消化液分泌等方面都起到重要作用。

(2) 缺乏与过量　维生素 B_1 在体内储存量极少，若维生素 B_1 摄入不足可引起缺乏症，即脚气病。脚气病主要损害神经血管系统，导致多发性神经炎及心脏功能失调，发病早期症状有疲惫、烦躁、头痛、食欲缺乏、便秘和工作能力下降等。

(3) 膳食建议　维生素 B_1 的需要量与能量摄入量有密切关系。我国居民膳食摄入量成年男性为 1.4mg/d，女性为 1.2mg/d。

维生素 B_1 广泛分布于整个动、植物界，其来源包括动物的内脏、瘦肉、全谷、豆类和坚果。目前谷物为我国传统膳食中维生素 B_1 的主要来源。

3. 维生素 B_2

维生素 B_2 又称核黄素，溶于水，微带苦味。

(1) 生理功能　维生素 B_2 是机体许多重要辅酶的组成成分，参与催化体内广泛的氧化还原反应，在细胞代谢呼吸链能量产生反应中起重要作用。在氨基酸、脂肪氧化，蛋白质和某些激素的合成过程中发挥重要作用。维生素 B_2 具有抗氧化作用，还参与维生素 B_6 和烟酸的代谢。

(2) 缺乏与过量　典型缺乏症有口腔生殖综合征，主要表现为：口角炎、唇炎、舌炎、睑缘炎、结膜炎、脂溢性皮炎、阴囊皮炎等。维生素 B_2 摄入过多，可引起瘙痒、麻痹、灼热感、刺痛等。

(3) 膳食建议　维生素 B_2 的需要量随人体热量需要量增高而相应增加。我国居民膳食摄入量成年男性为 1.4mg/d，女性为 1.2mg/d。

良好的食物来源主要是动物性食物，以肝、肾、心脏、蛋黄、乳类为丰富。植物性食物则绿叶蔬菜类及豆类含量较多。

4. 烟酸

烟酸又名尼克酸，与烟酰胺一起合称为维生素 PP。

(1) 生理功能　烟酸在体内是一系列以辅酶Ⅰ和辅酶Ⅱ为辅基的脱氢酶类的组成成分，几乎参与细胞内生物氧化还原的全过程，起电子载体的作用。烟酸在维生素 B_6、泛酸和生物素存在下参与脂肪、类固醇等的生物合成。另外，烟酸还是葡萄糖耐量因子的重要成分，具有增强胰岛素效能的作用。

(2) 缺乏与过量　典型缺乏症为癞皮病。典型症状为"三 D"症状，即皮炎、腹泻、痴呆。过量情况较少。

(3) 膳食建议　烟酸摄入量以烟酸当量（mgNE）计算。色氨酸在体内可转化为烟酸。平均 60mg 色氨酸可转化为 1mg 烟酸。

$$烟酸当量(mgNE)=烟酸(mgNE)+1/60 色氨酸(mgNE)。$$

我国居民每日膳食烟酸的推荐摄入量为：男性 15mgNE/d，女性 12mgNE/d。成人最高可耐受摄入量为 35mgNE/d。

烟酸广泛存在于动植物性食物中，良好的食物来源为蘑菇、酵母，其次为动物内脏、瘦肉、全谷、豆类等，绿色蔬菜也含相当数量。

5. 维生素 B_6

(1) 生理功能　维生素 B_6 是体内多种酶的辅酶，参与人体氨基酸的合成、糖原与脂肪酸的代谢活动，参与烟酸的形成，参与血红蛋白的合成，参与氨基酸在体内的运输等，对淋巴细胞增殖也会产生积极作用。

(2) 缺乏与过量　维生素 B_6 长期摄入不足可导致缺乏症，主要表现为脂溢性皮炎、口炎、口唇干裂、舌炎、易激怒、抑郁等。维生素 B_6 用量过大也会引起不良症，主要表现为神经系统症状，少数会有手脚麻痹等。

(3) 膳食建议　我国建议每日膳食中维生素 B_6 的适宜摄入量为：成人 1.4mg/d。成人最高可耐受摄入量为 60mg/d。

维生素 B_6 的食物来源比较广泛，通常动物性食物中含量相对较多。含量最高的为白色的肉类，其次为肝脏、蛋、豆类、谷类，水果和蔬菜中的维生素 B_6 含量也较多。

6. 维生素 B_{12}

维生素 B_{12} 是结构最复杂的也是唯一含有金属元素钴的一种维生素，又称钴胺素、抗恶性贫血维生素。

(1) 生理功能　维生素 B_{12} 通过增加叶酸的利用率来影响核酸和蛋白质的合成，从而促进红细胞的发育和成熟。维生素 B_{12} 还参与胆碱的合成，缺少胆碱会影响脂肪代谢，产生脂肪肝。

(2) 缺乏与过量　维生素 B_{12} 缺乏症较少见，多数缺乏症是素食者、老人或由于胃酸过少导致吸收不良引起的，主要表现为巨幼红细胞性贫血，即恶性贫血。人体缺乏维生素 B_{12} 可造成神经系统损坏。

(3) 膳食建议　我国建议每日膳食中维生素 B_{12} 的适宜摄入量：成年人为 $2.4\mu\text{g/d}$，可耐受最高摄入量为成人 $100\mu\text{g/d}$。

维生素 B_{12} 主要来源于动物性食物，如肝脏、肉类、蛋类、鱼、贝壳类、牛奶、奶酪等。植物性食物几乎不含维生素 B_{12}。

项目六
矿物质

知识目标

1. 掌握矿物质的基本概念与分类。
2. 熟悉各种矿物质的生理功能及相应缺乏症。
3. 掌握各种矿物质的需要量与食物来源。

技能目标

能根据常见矿物质的缺乏或过量症状判定矿物质营养状况，提出合理的膳食建议。

一、矿物质的概念与分类

1. 矿物质的概念

人体中含有的各种元素，除了碳、氧、氢、氮等主要以有机物的形式存在以外，其余的各种元素统称为矿物质，也叫无机盐。矿物质占人体体重的 4%～5%。人体内矿物质不足可能出现许多症状，但矿物质摄取过多易引起中毒。

2. 矿物质的分类

依据各种矿物质在体内的需要和膳食中的含量不同，可将矿物质分为常量元素与微量元素两大类。

(1) 常量元素 又称宏量元素或组成元素，每种常量元素的标准含量大于人体总重量的 0.01%，人体每天需要量在 100mg 以上，包括钙、磷、钾、钠、氯、镁、硫 7 种元素，这 7 种元素也称为必需常量矿物元素。

(2) 微量元素 又称痕量元素，它们在体内存在浓度很低，每种微量元素的标准含量小于等于体重的 0.01%，人体每日需要量在 100mg 以下，包括铁、锌、铜、锰、碘、硒、氟等。此外，锰、硅、镍、硼和钒 5 种是人体可能必需的微量元素，一些微量元素有潜在毒性，主要有氟、铅、汞、铝、砷、锡、锂和镉等。

3. 矿物质的特点

① 体内不能合成，必须从食物和饮用水中摄取。
② 矿物质在体内组织器官中的分布不均匀。
③ 矿物质元素相互之间存在协同或拮抗效应。

④ 部分矿物质需要量很少，生理需要量与中毒剂量的范围较窄，过量摄入易引起中毒。

4．矿物质的生理功能

（1）构成机体组织的重要成分　如钙、磷、镁是构成骨骼、牙齿的重要成分。

（2）是多种酶的活化剂、辅因子或组成成分　如钙是凝血酶的活化剂，锌是多种酶的组成成分。

（3）某些具有特殊生理功能物质的组成部分　如碘是甲状腺素的组成部分，血红蛋白的主要组成部分是铁。

（4）维持机体的酸碱平衡及组织细胞渗透压　氯、硫、磷等酸性矿物质和钾、钠、镁等碱性矿物质适当配合，维持着机体的酸碱平衡。

（5）维持神经肌肉兴奋性和细胞膜的通透性　钾、钠、钙、镁等元素是维持神经肌肉兴奋性和细胞膜通透性的必要条件。

二、常量元素

1．钙

钙是人体必需的常量元素之一。成年人体内钙的总量达 850～1200g，其中 99% 集中在骨骼和牙齿中，其余 1% 存在于软组织、细胞外液和血液中，这部分的钙和骨骼中的钙维持着动态平衡。当膳食钙严重缺乏或机体发生钙异常流失时，可通过骨脱钙化保持血钙平衡。

（1）生理功能

① 构成骨骼和牙齿的重要成分。骨骼和牙齿是人体中含钙最多的组织。

② 维持神经与肌肉活动。如血钙增高可抑制神经肌肉的兴奋，反之则引起神经肌肉兴奋增强，导致手足抽搐。

③ 激活体内某些酶的活性。钙对许多参与合成、转运的酶都具有调节作用。

（2）缺乏症　人体长期缺钙主要影响骨骼的生长发育和骨骼的硬度。缺钙引起婴儿佝偻病、成年人的骨质软化症、老年人的骨质疏松症。

（3）膳食建议　我国建议每日膳食中钙的推荐摄入量为：成人 800mg/d，可耐受最高摄入量为 2000mg/d。人体所需钙的来源，以奶和奶制品最好。此外，蛋黄、豆类、花生、蔬菜含钙量也较高，虾皮含钙特别丰富，谷物中也含有钙。

2．磷

磷是人体含量较多的元素之一，磷在成人体内含量约为 650g，85%～90% 存在于骨骼和牙齿中，其余 10%～15% 与蛋白质、脂肪、糖类及其他有机物结合，分布在细胞膜、骨骼肌、皮肤、神经组织及体液中。

（1）生理功能

① 构成骨骼、牙齿以及软组织。

② 参与体内的能量转化，代谢中能量多以三磷酸腺苷及磷酸肌酸形式储存。

③ 磷是构成细胞中许多重要成分的原料，如磷脂、磷蛋白、核酸等。

④ 酶的重要组成成分。

⑤ 促进物质活化，磷可使部分物质磷酸化，以利于体内代谢的进行。

⑥ 调节酸碱平衡。

(2) 膳食建议　动物性食物和植物性食物中均含丰富的磷，当膳食中能量与蛋白质供给充足时，不会引起磷的缺乏。中国营养学会推荐磷摄入量为成人720mg/d，可耐受最高摄入量3500mg/d。

3. 钾

正常成年人体内含钾量约为20mg/kg，体内钾主要存在于细胞内，约占总量的98%，其他存于细胞外。

(1) 生理功能　维持糖类、蛋白质的正常代谢；维持神经、肌肉的应激性和正常的生理功能；维持细胞内正常渗透压；维持细胞内外正常酸碱平衡和离子平衡；降低血压。

(2) 缺乏症　人体内钾总量减少可引起钾缺乏症。主要表现为肌肉无力、站立不稳或者无力登楼，还会产生瘫痪、心律失常以及肾功能障碍等。

(3) 膳食建议　我国建议每日从膳食中钾的适宜摄入量成年人为2000mg/d。钾的食物来源主要有水果、蔬菜、谷类、豆类、肉类、鱼类含钾也十分丰富。

三、微量元素

1. 铁

铁是人体必需微量元素中含量最多的一种，总量为4～5g。体内铁60%～75%存在于血红蛋白中，3%在肌红蛋白，1%为含铁酶类。以上铁存在形式称为功能性铁。其余25%为贮存铁，主要以铁蛋白和铁血黄素形式存在于肝、脾和骨髓。

(1) 生理功能　铁是构成血红蛋白、肌红蛋白的元素，参与组织呼吸过程；促进生物氧化还原等；促进胡萝卜素向维生素A的转化、嘌呤与蛋白质的合成、抗体的产生、脂类从血液中的转运以及药物在肝脏中的解毒等。

儿童缺铁的症状

(2) 缺乏症　人体缺铁，将引起生理功能和代谢能力的失常，缺铁性贫血是最常见的铁缺乏症。如脸色苍白、心慌气短、头昏眼花、疲乏无力、注意力不集中、失眠、食欲缺乏、皮肤毛躁、免疫力下降等是缺铁性贫血的主要症状。

(3) 膳食建议　中国营养学会推荐铁的适宜摄入量成年男子为12mg/d，成年女子为20mg/d，可耐受最高摄入量42mg/d。铁的良好来源为动物肝脏、动物全血、畜禽肉类、鱼类。婴幼儿由于生长较快，需要量相对较高，需从食物中获得铁的比例大于成人；妇女月经期铁损失较多；孕期铁需要量增加，为此摄入量应适当增加。

2. 碘

甲状腺组织含碘最多，其余的碘存在于血浆、肌肉、肾上腺和中枢神经系统等组织中。

(1) 生理功能　碘是合成甲状腺素的原料，其生理作用也通过甲状腺素的作用表现出来。

(2) 缺乏症 碘缺乏会造成甲状腺分泌不足，引起甲状腺肿。此外，碘缺乏还会引起心慌、气短、头痛、眩晕等。孕妇严重缺碘可殃及胎儿发育，引起新生儿生长损伤，产生呆小病。

(3) 膳食建议 中国营养学会推荐摄入量为成人 120μg/d，可耐受最高摄入量 600μg/d。含碘较高的食物有海产品，如海带、紫菜、淡菜、海参等。

3. 硒

硒在人体的总量为 14～20mg，广泛分布于组织和器官中。

(1) 生理功能 硒具有抗氧化作用，保护生物膜免受损害，维持细胞的正常功能；硒与金属有亲和能力，故有解毒的功效；保护心血管、维持心肌健康；促进生长、保护视觉器官以及抗肿瘤。

(2) 缺乏症 硒缺乏已被证实是发生克山病的重要原因。临床主要症状为心脏扩大、心功能失代偿、心力衰竭或心源性休克、心律失常、心动过速或过缓等。此外，缺硒与大骨节病也有关。硒摄入过量可致中毒，主要表现为头发变干、变脆、易断裂及脱落。

(3) 膳食建议 中国营养学会推荐摄入值为成人 60μg/d，可耐受最高摄入量 400μg/d。动物性食品，如肝、肾、肉类及海产品是硒的良好来源。

4. 锌

人体含锌 2～2.5g，主要存在于肌肉、骨骼和皮肤中。

(1) 生理功能 是酶的组成成分或酶的激活剂；促进生长发育与组织再生，锌与蛋白质和核酸的合成、细胞生长、分裂和分化等过程都有关；促进食欲，锌参与构成唾液蛋白而对味觉与食欲发生作用；促进维生素 A 代谢和生理作用；维持免疫功能。

儿童为什么会缺锌

(2) 缺乏症 锌缺乏表现为：生长迟缓、食欲缺乏、味觉迟钝甚至丧失、皮肤创伤不易愈合、易感染、性成熟延迟等。锌过量常可引起铜的继发性缺乏，使机体的免疫功能下降。

(3) 膳食建议 中国营养学会推荐摄入值为成年男子 12.5mg/d，成年女子 7.5mg/d，可耐受最高摄入量 40mg/d。动物性食物如贝壳类海产品、红色肉类、动物内脏等是锌的良好来源。

5. 铜

铜在人体内含量约为 50～120mg，分布于体内各组织器官中，其中以肝和脑中浓度最高。

(1) 生理功能 铜的主要功能是影响铁代谢，维持人体正常的造血功能；促进结缔组织形成；保护机体细胞免受超氧离子的干扰；促进正常黑色素的形成；维护中枢神经系统的健康。

(2) 缺乏与过量 铜缺乏时，主要表现为皮肤、毛发脱色，精神性运动障碍、骨质疏松等，还会引起小细胞低色素性贫血。过量的铜摄入可致急性中毒，引起恶心、呕吐、上腹疼痛、腹泻以及头痛、眩晕等。

(3) **膳食建议** 中国营养学会推荐摄入值为成人0.8mg/d。含铜丰富的食物有肝、肾、鱼、坚果与干豆类，牡蛎中含量特别高。

6. 锰

人体内锰的总量为10~12mg，主要存在于肝脏、肾脏、胰和骨骼中。

(1) **生理功能** 锰在人体内一部分作为金属酶的组成成分，一部分作为酶的激活剂，参与脂类、糖类的代谢，也是蛋白质、DNA、RNA合成所必需的。

(2) **缺乏症** 当锰缺乏时，常伴有严重的低胆固醇血症、体重减轻、头发和指甲缓慢增长等。

(3) **膳食建议** 中国营养学会推荐锰的适宜摄入值为成人4.5mg/d。茶叶中含锰最为丰富，其他含锰较多的食物还有坚果、粗粮、叶菜和豆类。

7. 氟

(1) **生理功能** 氟的重要性在于参与钙磷代谢，也参与牙釉质的形成，提高牙齿的强度。氟对细菌和酶有抑制的作用，从而有防止龋齿的功效。

(2) **缺乏症** 氟不足影响牙齿发育，易患龋齿。老人缺氟时，可导致骨质疏松。氟过量时，牙齿光泽消失、脆弱易损、出现氟斑牙。

(3) **膳食建议** 中国营养学会推荐氟的适宜摄入值为成人1.5mg/d。茶叶中含氟高，饮水是氟的主要来源。

8. 铬

铬在人体内的总量为5~10mg，主要存在于骨骼、皮肤、脂肪、肾上腺、大脑和肌肉中。

(1) **生理功能** 铬在糖代谢中对胰岛素起启动作用，影响脂肪代谢和蛋白质代谢；铬还影响生长发育。

(2) **缺乏症** 当铬摄入不足时，易患糖尿病、高脂血症、冠心病等。

(3) **膳食建议** 中国营养学会推荐铬的适宜摄入值为成人30mg/d。铬的良好食物来源为肉类及整粒粮食。牡蛎、肝脏、蛋黄含铬量高，且活性也大。

项目七 水

知识目标

1. 掌握水的生理功能。
2. 熟悉水平衡及脱水。
3. 掌握水的需要量与来源。

技能目标

能根据水缺乏症状判定人体水平衡营养状况,提出合理饮水建议。

一、水的生理功能

水是生命之源,没有水就没有生命。水是一切生命必需的物质,是饮食里的基本成分。在人类的生命活动中,水发挥着极其重要的作用,是人体需求量最大、最主要的营养成分。水的生理功能主要有以下方面。

1. 构成细胞和体液的组成部分

成人体内水分约占体重的65%,血液中含水量达80%以上,水广泛分布在组织细胞内外,构成人体的内环境。水是细胞组织的组成成分,是构成细胞胶态原生质的重要成分。人体内的水大部分与蛋白质结合形成胶体,这种结合使组织细胞具有一定的形态、硬度和弹性。

2. 参与人体内物质代谢

水是生物体内代谢物质的主要溶剂。人体所需营养物质和代谢产物的交换、转移以及多种活性物质的转运,只有溶解或分散于体液中才能在体内进行。水有很高的电解常数,溶解力强,具有较大的流动性,使人体内的新陈代谢和生理化学反应得以顺利进行。水是生物体内生化反应的原料,又是生化反应的产物。体内的消化、吸收、分解、合成、氧化还原以及细胞呼吸过程等都有水的参与。

3. 调节机体温度

水有调节体温的作用。水的比热大、热容量大、蒸发热量大,大量的水可吸收代谢过程中产生的能量,使体温不至于显著升高。在高温下,体热可随水分经皮肤蒸发散热,以维持人体体温的恒定。

4. 维持体液平衡

水是维持体液平衡的重要物质。体液是指存在于动物体内的水和溶解于水中的各种物质所组成的液体。水能稀释细胞内容物和体液，使物质能在细胞内、体液内和消化道内保持相对的自由运动，保持体内矿物质的离子平衡，保持物质在体内的正常代谢。水不仅在消化道内排出大量的不能被消化利用的物质中起着重要作用，而且通过尿液、汗液在排出代谢产物方面也起着重要作用。

此外，水还具有润滑、减缓器官磨损、稀释与排毒等作用。

二、人体内水分平衡

1. 水平衡

正常人每日水的来源和排出处于动态平衡。水的来源和排出量每日维持在 2500mL 左右（见表 1.11）。水的来源主要包括三个途径。

(1) 饮用水 饮水和其他饮料摄入占人体水分总源的一半以上。

(2) 食物水 固体食物中的水和与食物同时摄入的水分占人体水分总来源的 30%～40%。它们主要存在于各种食物中，其中一部分水以结晶水的形式存在，有一部分则以结合水的形式存在，都可以被人体吸收。

(3) 代谢水 机体内物质的生物氧化过程产生的水分占人体水分总来源的 10%。每 100g 蛋白质完全氧化产生 41mL 水，100g 碳水化合物产生 55mL 水，100g 脂肪氧化产生 107mL 水，可见脂肪产水最多。

表 1.11　成人每日水平衡

来源	摄入量/mL	排出途径	排出量/mL
饮用水	1200	肾(尿)	1500
食物水	1000	皮肤(蒸发)	500
代谢水	300	肺呼吸(呼气)	350
		粪便	150
合计	2500	合计	2500

体内水的排出以肾排尿为主，肾脏在调节水的排出中起主要作用，每日正常由肾脏排出的水分约 1000～1500mL。皮肤的蒸发也是排水途径之一，正常成人每日从皮肤蒸发的水分约 500mL。正常人每日从呼吸中丧失的水分约 400mL。加上肠道排泄，正常人每日从上述四种途径排出的水分约为 2000～2500mL。

2. 水缺乏

水摄入不足或水丢失过多可引起体内失水，亦称脱水。脱水是消耗大量水分而不能即时补充，造成新陈代谢障碍的一种症状，严重时会造成虚脱，甚至有生命危险，需要依靠输液补充体液。根据其伴有的血钠或渗透压的变化，脱水又分为低渗性脱水、高渗性脱水、等渗性脱水。

(1) 高渗性脱水 水的丢失为主，电解质丢失相对较少。因水摄入不足、水需求增加、水丢失过多引起。

(2) 低渗性脱水 以电解质丢失为主，水的丢失较少。可引起脑水肿、肌肉痉挛，早期多尿，晚期尿少甚至尿闭。

(3) 等渗性脱水 此类脱水是水和电解质按比例丢失，体液渗透压不变。有口渴和尿少表现。

3. 水中毒

水中毒是过多的水进入细胞内，导致细胞内水过多，是稀释性低钠血症的病理表现，可分为急性水中毒和慢性水中毒两类。程度较轻者，停止水分摄入，排除体内多余水分后，即可纠正；严重者可导致神经系统永久性损伤或死亡。

三、水的参考摄入量

水的需要量受代谢情况、年龄、体力、温度、膳食等因素的影响，水的需要量变化很大。《中国居民膳食指南》指出，健康成年人每天需水 2500mL 左右，考虑到食物中的水分，建议成年人每天应至少喝水 1500～1700mL。如果体力活动量大，或温度高，应适当多饮水。

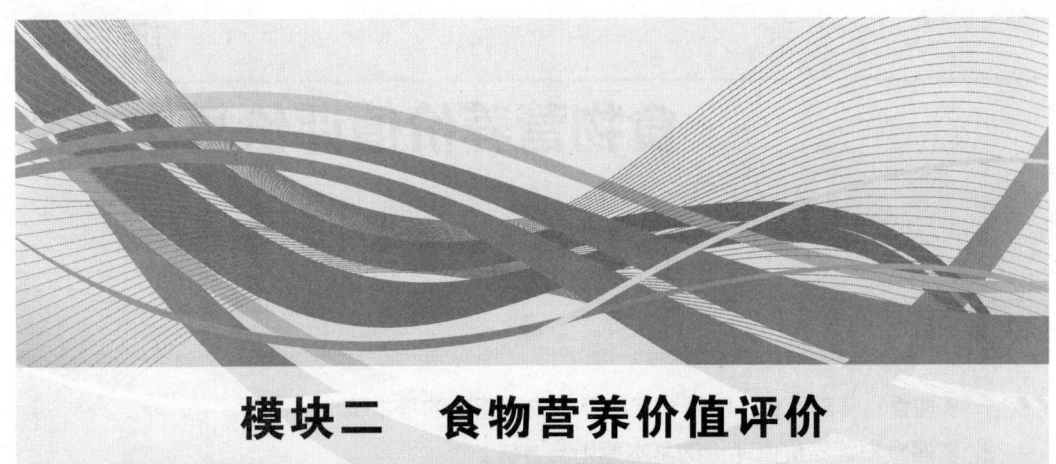

模块二 食物营养价值评价

 思政与职业素养目标

食物是人类生命活动的基础，人体所需的能量和营养素来自不同的食物。因此，了解各种食物的天然组成成分，了解食物加工过程中营养素的变化和损失，采取相应的有效措施，最大限度保存食物中的营养素，有利于指导人们科学选购食物及合理配制均衡膳食。

随着我国国民经济的持续快速发展，城乡居民的膳食、营养状况持续改善，在弘扬艰苦奋斗、勤俭节约的优良作风背景下，倡导合理膳食，杜绝浪费，树立良好的消费观。我国食物资源丰富且传统饮食文化博大精深，提倡合理开采资源，树立积极创新精神，积极开发利用食物新资源，坚定文化自信、道路自信。

项目一
食物营养价值评价基本方法

> **知识目标**

1. 掌握食物营养价值、营养素密度及生物利用率的基本概念。
2. 掌握食物营养价值评价的基本原则与方法。
3. 掌握通过食品营养标签了解食品营养特性的方法。

> **技能目标**

能正确使用食物成分表,分析食物营养价值、营养素密度及生物利用率等指标评价食物营养价值。

一、食物营养价值的基本概念

食物的营养价值是指某种食品中所含能量与营养素的种类、数量、相互比例及其能被人体消化、吸收和利用的程度,即营养素能满足人体需要的程度(质与量)。食物中所含营养素种类、数量和相互比例越接近于人体的生理需要,其被消化吸收和利用的程度越高,营养价值就越高。

二、食物营养价值评价的相对性

食物的营养价值评价主要包括两方面:一是食物中所含营养素和能量满足人体营养需要的程度,即原料中营养素的种类是否齐全、数量多少、相互比例是否适宜,是否容易消化吸收等;二是食物成分与人体生理状态的平衡,膳食整体对维持或促进人体健康状态,特别是对预防慢性疾病的贡献。

除个别食品如母乳(婴儿食品)、宇航员特殊食品外,食品的营养价值都是相对的,主要体现在:①食品种类很多,营养素组成千差万别,食品营养素含量是相对的,原料的产地、规格、收获季节都会影响其营养价值;②食品营养评价随膳食模式的变化而改变;③人体生理状态各不相同也会影响食物的营养价值。

三、食物营养价值评价指标

1. 食物营养质量指数

营养质量指数(index of nutrition quality,INQ),是评价食物营养价值的重要指标,通过食物中营养素能满足人体营养需要的程度(营养素密度)与同一种食品能满足人体能量需要的程度(能量密度)之比值来评定食物的营养价值。INQ 是评价膳食营养价值的常用简明指标。表 2.1 列出了鸡蛋、大米、大豆中几种营养素的 INQ 值。

$$INQ=营养密度/能量密度$$

$$营养密度=某营养素含量/该营养素推荐参考摄入量$$

$$能量密度=所产生的能量/能量的推荐参考摄入量$$

INQ=1,表示该营养素与能量含量达到平衡;

INQ>1,表示该营养素的供给量高于能量的供给;

INQ<1,说明该营养素的供给少于能量的供给,可能发生该营养素摄入不足。

表 2.1 鸡蛋、大米、大豆中几种营养素的 INQ 值

项目	能量/kJ	蛋白质/g	视黄醇/μg	硫胺素/mg	核黄素/mg
成年男子轻体力劳动的营养素供给标准	10042	75	800	1.4	1.4
100g 鸡蛋 INQ	653 —	12.8 2.62	194 3.73	0.13 1.43	0.32 3.52
100g 大米 INQ	1456 —	8.0 0.74	— —	0.22 1.08	0.05 0.25
100g 大豆 INQ	1502 —	35.1 3.13	37 0.31	0.41 1.96	0.20 0.96

2. 营养素的生物利用率

营养素的生物利用率是指它们实际被机体吸收利用的情况。机体对营养素的吸收利用依赖于食品提供的营养素总量及可吸收程度,并与机体的机能状态有关。影响营养素生物利用率的因素主要包括以下几个方面。

(1) 食物的消化率 不同来源的脂肪、糖类和蛋白质消化率是不同的。如虾皮中钙含量高,但是消化率低。

(2) 食物中营养素的存在形式 如 Fe^{2+} 比 Fe^{3+} 更易被机体利用。动物性食品中的铁就比植物性食品所含铁的生物利用率高。

(3) 食品组成 食物中营养素与其他食物成分共存状态可影响生物利用率。如不同食品组分对铁的吸收利用有促进或抑制的作用,维生素 C 促进铁的吸收,而磷酸盐、草酸盐、植酸盐等可与铁结合,降低其溶解度,抑制铁的吸收;蛋黄铁由于存在较高的卵黄磷蛋白而明显抑制铁的吸收,使铁的生物利用率降低。菠菜含草酸影响钙的利用。某些食物本身存在一些抗营养因素影响其营养价值。如生大豆中含抗胰蛋白酶物质,生鸡蛋中含抗生物素蛋白和抗胰蛋白酶物质,菠菜含草酸,高粱含单宁等,会降低原料的营养价值。

(4) 储存、加工和烹调方法等因素的影响 如大米加工过于精细将损失大量的 B 族维生素,水果罐头会由于加工工艺特殊而损失大量的维生素 C,油脂长期高温能使必

需脂肪酸、脂溶性维生素损失等。在食品加工中除去植酸盐或加维生素 C 均对铁的生物有效性有利。颗粒小或溶解度高的铁盐，其生物有效性更好。

(5) 生理因素 人体机能状态对营养素的吸收利用影响很大。如缺铁性贫血患者或缺铁的受试者对食品中铁的吸收增加（正常成人膳食铁的吸收率为 1‰～12‰，缺铁受试者吸收率达 45‰～64‰）；妇女铁吸收高于男子，小孩随年龄增加铁的吸收下降。

四、食物成分表

食物营养成分数据是营养工作、科普宣传、预防医学领域科学研究等必不可少的参考和工具，亦是农业、食品工业等部门进行食物生产和加工、对外贸易和改善国民食物结构的重要依据。中国疾病预防控制中心营养与食品安全所于 2002 年出版了《中国食物成分表》，所列食物以原料为主，将食物分为 21 个类（见表 2.2），各项食物都列出了产地和食部，包括 1506 条食物的 31 项营养成分。近年来，随着科学的发展，农作物的种植方式和食品的加工方式发生了很大的改变，人类对食物成分的认识进一步深入，对食物成分的研究也由已知的营养成分扩展到功效成分，如大豆异黄酮、植物甾醇等。营养学专家们又多次对我国的食物成分表进行了修订，现已更新至《中国食物成分表》第六版，共计收集 3600 余条食物，数据 75600 余个。这不仅是对我国食物成分数据的丰富和扩展，也是对我国营养学研究的推动和促进。

表 2.2　食物成分表中食物的分类

1. 谷类及制品	12. 鱼虾蟹贝类
2. 薯类、淀粉及制品	13. 婴幼儿食品
3. 干豆类及制品	14. 小吃、甜饼
4. 蔬菜类及制品	15. 速食食品
5. 菌藻类	16. 饮料类
6. 水果类及制品	17. 含酒精饮料
7. 坚果、种子类	18. 糖、蜜饯类
8. 畜肉类及制品	19. 油脂类
9. 禽肉类及制品	20. 调味品
10. 乳类及制品	21. 药食两用食物及其他
11. 蛋类及制品	

食物成分表在使用过程中需注意以下几点。

① 由于《中国食物成分表》是以食物原料生重为基础的，因而在称重记录时，许多被调查的食物要利用生熟比值换算成原料量，来计算各种营养素摄入量。这就要求调查者能够准确掌握各种食物的生熟比，并且了解被调查地区的食物供应情况，以便准确记录食物的重量。

② 食部是指按照当地的烹调和饮食习惯，把从市场上购买的样品去掉不可食的部分之后，剩余的可食部分所占的比例。市品的食部不是固定不变的，它会因食物的运输、储藏和加工处理不同而有所改变。因此当认为食部的实际情况和表中食部栏内所列数字有较大出入时，可以自己实际测量食部的量。

③ 有的食物有科学名称和地方俗名之分，要做到认真区分和查询，避免混淆。食

物成分表中没有的，可以用相似食物代替，但要注明。

④ 食物成分表中数据的获得主要是采集有代表性的食物或食品，所检测的食物样品不一定是现在居民所消费的同种食品。因此，表中的数据与消费食物的营养素含量之间可能存在一定差距，通过食物成分表中的数据计算出来的膳食营养素含量是一个较为准确的估计值。

技能训练五　应用食物成分表评价食物营养价值

【技能描述】

应用《中国食物成分表》折算营养成分并进行食物营养价值评价。

【训练准备】

1. 《中国食物成分表》。
2. 设计查询食物成分记录的表格。
3. 确定待评价食物。

【训练流程】

准备工作 → 食物成分记录表设计 → 食物成分表查询 → 结果记录 → 食物营养价值评价计算 → 食物营养价值评价

【训练步骤】

分别以小麦粉（标准粉）、马铃薯、猪肉（肥瘦）、荷兰豆、中华猕猴桃为例，通过查询食物成分表，折算营养成分并进行食物营养价值评价。

1. 确定待查食物和分类，查询食物主要营养素含量并记录。

类别/食物名称 营养成分	谷类及其制品/ 小麦粉（标准粉）	薯类、淀粉及制品/ 马铃薯	畜肉类及制品/ 猪肉（肥瘦）	蔬菜类及制品/ 荷兰豆	水果类及制品/ 中华猕猴桃
食部					
能量/kJ					
蛋白质/g					
脂肪/g					
碳水化合物/g					
维生素 A/μg RE					
胡萝卜素/μg					
硫胺素/mg					
核黄素/mg					

续表

营养成分 \ 类别/食物名称	谷类及其制品/小麦粉（标准粉）	薯类、淀粉及制品/马铃薯	畜肉类及制品/猪肉（肥瘦）	蔬菜类及制品/荷兰豆	水果类及制品/中华猕猴桃
烟酸/mg					
维生素 C/mg					
钙/mg					
铁/mg					
锌/mg					
硒/μg					

2．计算食物营养素的 INQ 值。

项目	热能/kJ	蛋白质/g	视黄醇/μg	硫胺素/mg	核黄素/mg
成年男子轻体力劳动的营养素供给标准	10042	75	800	1.4	1.4
100g 小麦粉（标准粉） INQ					
100g 马铃薯 INQ					
100g 猪肉（肥瘦） INQ					
100g 荷兰豆 INQ					
100g 中华猕猴桃 INQ					

3．对几种食品营养价值综合分析评价。

项目二
植物性食物营养价值评价

知识目标

1. 掌握谷物类、薯类、豆类、坚果类、蔬菜、水果的营养价值。
2. 了解谷物类、薯类、豆类、坚果类、蔬菜、水果的保健价值。

技能目标

能合理评价植物性食物的营养价值。

植物性食物主要包括谷类、薯类、豆类、蔬菜、水果和菌藻类等。植物性食物含有碳水化合物、粗纤维、维生素、矿物质等多种营养成分。因品种、生长地区、环境与条件等不同，各类植物性食物的营养素含量和质量特点各不相同。

一、谷类

1. 谷类营养价值

谷类是膳食能量的主要来源（碳水化合物提供总能量的50%～65%），也是多种微量营养素和膳食纤维的良好来源。谷类包括小麦、稻米、玉米、高粱等及其制品，如米饭、馒头、烙饼、面包、饼干、麦片等。建议成年人每人每天摄入谷类200～300g。

谷类中碳水化合物含量最为丰富，含量高达70%，主要集中在胚乳中。碳水化合物的主要形式为淀粉，以支链淀粉为主。稻米中含量较高，小麦粉中的含量次之，玉米中含量较低。淀粉经烹调易消化吸收，利用率达90%以上，是最理想、经济的能量来源。谷类还含有非淀粉多糖，如纤维素、半纤维素等。

谷类蛋白质含量一般为7%～12%，其中燕麦含量较高，可达15%。因谷类为我国居民主食，所以谷类是人体蛋白质的主要来源。谷类蛋白质为半完全蛋白质，必需氨基酸中赖氨酸为第一限制性氨基酸，第二限制性氨基酸为苏氨酸（玉米中为色氨酸），常采用氨基酸强化或蛋白质互补的方法来提高谷物类蛋白质的营养价值。

谷类脂肪含量普遍较低，含量多数在0.4%～7.2%，主要存在于糊粉层和谷胚之中。以甘油三酯为主，还有少量植物固醇和卵磷脂，谷类脂肪组成主要为不饱和脂肪酸，质量较好。从玉米和小麦胚芽提取的胚芽油中，80%为不饱和脂肪酸，其中亚油酸为60%，具有降低血清胆固醇、防止动脉粥样硬化的作用。

谷类中的维生素主要以 B 族维生素为主，如维生素 B_1、维生素 B_2、烟酸、泛酸、吡哆醇等，其中维生素 B_1 和烟酸含量较多，是我国居民膳食维生素 B_1 和烟酸的主要来源。维生素 B_2 含量普遍较低，在黄色玉米和小米中还含有较多的胡萝卜素，在小麦胚粉中含有丰富的维生素 E。谷类维生素主要分布在糊粉层和谷胚中，谷类加工越细，上述维生素损失就越多。玉米含烟酸较多，但主要为结合型，不易被人体吸收利用，因此以玉米为主食的地区居民容易发生烟酸缺乏癞皮病。

谷类含矿物质 1.5%～3%，主要在谷皮、糊粉层中。包括钙、磷、钾、钠、镁及一些微量元素等，多以不溶性植酸盐形式存在。其中小麦胚粉中除铁含量较低外，其他矿物质含量普遍较高；在莜麦粉、荞麦、高粱、小米和大麦中铁的含量较为丰富；在大麦中，锌和硒的含量较高。

2. 常见谷类食物

谷类在我国人民膳食中占有重要地位。常见的谷类有大米、小麦、玉米、荞麦、燕麦、小米、高粱、莜麦等。

(1) 大米 含淀粉约 75%，含 8% 的蛋白质，主要存在于糊粉层和胚乳中。大米的营养价值与其加工精度相关，加工越精细，蛋白质、脂肪、纤维素、维生素、矿物质损失越大。而谷类加工粗糙、出粉（米）率高，营养素损失减少，但影响感官性状、口感，食味差，并且消化吸收率低。

(2) 小麦 含有 12%～14% 的蛋白质，含淀粉约 75%。小麦粉中的矿物质、维生素与小麦粉的出粉率和加工精度有关，小麦加工精度越高，面粉越白，其中的维生素和矿物质含量就越低。长期以精白粉为主食可能引起多种营养缺乏症。

(3) 玉米 玉米含有碳水化合物约 70%，粗纤维含量较高。含有 6%～9% 的蛋白质，赖氨酸和色氨酸含量较低。玉米脂肪粒中还含有 5% 以上的亚油酸以及谷固醇、卵磷脂和维生素 E 等营养素，具有降低血清胆固醇，防止冠心病、高血压等功效。玉米中含有丰富的 B 族维生素及硒、镁、磷等矿物质元素。

(4) 荞麦 荞麦中蛋白质主要是球蛋白，谷蛋白含量低。荞麦所含的必需氨基酸中赖氨酸含量高，蛋氨酸含量低，氨基酸模式可以与主要的谷物（如小麦、玉米、大米的赖氨酸含量较低）互补。荞麦的碳水化合物主要是淀粉。因为颗粒较细小，所以和其他谷类相比，具有容易煮熟、容易消化、容易加工的特点。荞麦含有丰富的膳食纤维，其含量是一般精制大米的 10 倍；荞麦含有的铁、锰、锌等微量元素也比一般谷物丰富。荞麦含有 B 族维生素、维生素 E、芦丁等维生素。荞麦不仅营养全面，而且富含生物类黄酮、多肽、糖醇等高活性成分，具有降糖、降脂、降胆固醇、抗氧化、抗衰老和清除自由基的功能。

(5) 燕麦 是世界上公认的营养价值很高的杂粮之一。燕麦中蛋白质含量（15.6%）十分丰富，是大米、小麦粉的 1.6～2.3 倍，在禾谷类粮食中居首位。燕麦蛋白质营养价值很高，含有 18 种氨基酸，其中 8 种是人体必需氨基酸。8 种必需氨基酸不仅含量丰富且配比合理，接近 FAO/WHO 推荐的营养模式，人体利用率高。燕麦脂肪含量在 5%～9%，80% 的脂肪为不饱和脂肪酸，主要是单不饱和脂肪酸、亚油酸和亚麻酸，其中亚油酸占脂肪含量的 38.1%～52.0%。燕麦含有丰富的维生素，包括维

生素 B_1、维生素 B_2、较多的维生素 E 及烟酸、叶酸等。

(6) 小米 蛋白质含量为 10%，色氨酸较一般谷物多，赖氨酸含量较低。脂肪、钾、铁含量比玉米高。维生素 B_1、维生素 B_2 和膳食纤维较丰富，并含有少量胡萝卜素。

3. 谷类合理利用

(1) 合理加工 谷类合理加工有利于食用和消化吸收，但由于蛋白质、脂类、矿物质和维生素主要存在于谷粒表层和谷胚中，因此加工精度越高，营养素损失就越多。受加工精度影响最大的是维生素和矿物质。为了保持良好的感官性状和利于消化吸收，又要最大限度地保留各种营养素，1950 年我国将稻米和小麦的加工精度规定为"九二米"和"八一粉"，1953 年又将精度降低为"九五米""八五粉"，它与精白米和精白面比较，保留了较多的维生素、纤维素和矿物质，在预防营养缺乏病方面起到良好效果。

(2) 合理烹调 烹调过程可使一些营养素损失，如大米在淘洗过程中，维生素 B_1 可损失 30%～60%，维生素 B_2 和烟酸可损失 20%～25%，矿物质损失 70%。淘洗次数越多，浸泡时间越长，水温越高，损失越多。米、面在蒸煮过程中，B 族维生素有不同程度的损失，烹调方法不当时，如加碱蒸煮、炸油条等，则损失更为严重，因此稻米以少搓少洗为好，面粉制品蒸煮加碱要适量，且要少炸少烤。

(3) 合理储存 谷类在一定条件下可以储存很长时间而质量不会发生变化，但当环境条件发生改变，如水分含量高、环境湿度大、温度较高时，谷粒内酶的活性增大，呼吸作用加强，会使谷粒发热，促进霉菌生长，导致蛋白质、脂肪分解产物积聚，酸度升高，最后霉烂变质，失去食用价值。故粮谷类食品应在避光、通风、阴凉和干燥的环境中储存。

(4) 合理搭配 谷类食物蛋白质中的赖氨酸含量普遍较低，宜与含赖氨酸多的豆类和动物性食物混合食用，以提高谷类蛋白质的营养价值。另外，可在面粉、米粉中添加赖氨酸等进行营养强化。

二、薯类

1. 薯类营养价值

薯类包括甘薯、木薯、马铃薯、山药等。薯类中碳水化合物含量在 25% 左右，蛋白质和脂肪含量较低。薯类中维生素 C 含量比谷类高，矿物质主要是钾含量丰富。

2. 常见薯类食物

(1) 马铃薯 是世界五大农作物之一，含蛋白质约 2%，其中赖氨酸和色氨酸含量较高，淀粉含量 10%～20%，马铃薯块茎含有多种维生素和无机盐，其中维生素 C 含量远高于粮食作物。

(2) 甘薯 又称红薯、白薯、地瓜。鲜甘薯含水 69%、蛋白质 1.9%，含丰富的赖氨酸，其余大部分为碳水化合物。甘薯淀粉含量高，一般块根中淀粉含量占鲜重的 15%～26%，高的可达 30%；可溶性糖类占 3% 左右。甘薯还富含胡萝卜素、维生素

C，灰分中钾含量较高。

三、豆类

优质蛋白质的植物性来源

豆类品种较多，常见的有大豆、蚕豆、绿豆、豌豆、赤豆等。豆类按营养价值可分为两类：一类是大豆类，含较高的蛋白质和脂肪，碳水化合物含量相对较少；另一类是其他豆类，含较高的淀粉而油脂含量很少，蛋白质中等量，如豌豆、蚕豆、绿豆、红豆等。

1. 豆类营养价值

豆类是蛋白质含量较高的食物，蛋白质含量为20%～36%。其中大豆类最高，蛋白质含量在30%以上；其他干豆类，如绿豆、赤小豆、扁豆、豌豆等的蛋白质含量为20%～25%。蛋白质中含有人体需要的全部氨基酸，属完全蛋白质，赖氨酸含量较多，但蛋氨酸含量较少。豆类脂肪含量以大豆类为高，在15%以上；其他豆类较低，在1%左右。豆类脂肪组成以不饱和脂肪酸居多，其中油酸占32%～36%，亚油酸占51.7%～57.0%，亚麻酸占2%～10%。由于大豆富含不饱和脂肪酸，所以是高血压、动脉粥样硬化等疾病患者的理想食物。豆类中的碳水化合物含量以绿豆、豌豆、赤小豆等较高，如绿豆含量约65%，大豆类含量约34%。

豆类含胡萝卜素、维生素B_1、维生素B_2、烟酸、维生素E等。在种皮颜色较深的豆类中胡萝卜素的含量较高，如黄豆、黑豆、青豆、绿豆等，青豆中胡萝卜素的含量可达790μg/100g。干豆类几乎不含维生素C，但经发芽做成豆芽后，其含量明显提高，如黄豆芽，每100g含有8mg维生素C。豆类矿物质含量在2%～4%，包括钾、钠、钙、镁、铁、锌、硒等。大豆中的矿物质含量略高于其他豆类，约4%，其他豆类2%～3%。此外，豆类含有丰富的膳食纤维，可达10%～15%，其中黄豆中含量较高，为15.5%，其次为黑豆和青豆。

大豆中还含有大量皂苷、大豆异黄酮及大豆低聚糖等活性成分。它们具有某些特殊的生理功能，如大豆皂苷具有溶血、降脂和抗氧化、抑制肿瘤生长、调节心血管系统、抗病毒等作用；大豆异黄酮具有降低血脂、提高雌激素、提高免疫、抗肿瘤等作用；大豆低聚糖是肠道双歧杆菌的增殖因子。

2. 豆类合理利用

豆类蛋白质含有较多的赖氨酸，与谷类食物混合食用，可较好地发挥蛋白质的互补作用，提高谷类食物蛋白质的利用率。豆类中膳食纤维含量较高，特别是豆皮。将提取的豆类纤维添加到缺少纤维的食品中，不仅能改善食品的松软性，还可降低血清胆固醇，对冠心病、糖尿病等疾病有一定的预防保健作用。由大豆（或绿豆）等原料制作的半成品食物，包括豆浆、豆腐、豆腐干等豆制品，不仅保存了大豆的营养成分，而且营养素更易于被人体吸收利用，加工中去除了植物纤维，降低了它对胃肠黏膜的刺激作用。不同加工和烹调方法对大豆蛋白质的消化率有明显的影响。整粒熟大豆的蛋白质消化率仅为65.3%，但加工成豆浆可达84.9%，豆腐可提高到92%～96%。大豆中含有抗胰蛋白酶物质，它能抑制胰蛋白酶的消化作用，经过加热煮熟后，这种因子即被破坏，消化率随之提高，所以大豆及其制品须经充分加热煮熟后再食用。

四、蔬菜

蔬菜按其结构及可食用部分不同，可分为叶菜类、根茎类、瓜茄类、鲜豆类和菌藻类。蔬菜所含的营养成分因其种类不同，差异较大。

1．蔬菜的营养价值

（1）叶菜类 叶菜类食物主要包括白菜、菠菜、油菜、韭菜、苋菜等，蛋白质含量较低，一般为1%～2%，脂肪含量不足1%，碳水化合物含量为2%～4%，膳食纤维含量约为1.5%。叶菜类是胡萝卜素、维生素B_2、维生素C、矿物质及膳食纤维的良好来源。绿叶蔬菜和橙色蔬菜维生素含量较为丰富，特别是胡萝卜素的含量较高，维生素B_2含量虽不是很丰富，但在我国人民膳食中仍是维生素B_2的主要来源。维生素C的含量多在35mg/100g左右，其中菜花、西兰花、芥蓝等含量较高，每100g在50mg以上；维生素B_1、烟酸和维生素E的含量普遍较谷类和豆类低，与其水分含量高有关。矿物质的含量在1%左右，种类包括钾、钠、钙、镁、铁、锌、硒、铜、锰等，是膳食矿物质的主要来源。

（2）根茎类 根茎类食物主要包括萝卜、藕、山药、芋头、葱、蒜、竹笋等。根茎类蛋白质含量为1%～2%，脂肪含量不足0.5%，碳水化合物含量相对较高，低者为3%左右，高者可达20%以上。膳食纤维的含量较叶类低，约为1%。胡萝卜中含胡萝卜素最高，每100g中可达4130μg。大蒜、芋头、洋葱、马铃薯等蔬菜中硒的含量较高。

（3）瓜茄类 瓜茄类食物包括冬瓜、南瓜、丝瓜、黄瓜、茄子、番茄、辣椒等。瓜茄类因水分含量高，所以营养素含量相对较低。蛋白质含量为0.4%～1.3%，脂肪微量，碳水化合物含量为0.5%～0.9%，膳食纤维含量在1%左右。胡萝卜素含量以南瓜、番茄和辣椒较高，维生素C含量以辣椒、苦瓜较高。番茄中的维生素C因受有机酸保护，损失很少，且食入量较多，是人体维生素C的良好来源。辣椒等蔬菜中硒、铁和锌含量较为丰富。

（4）鲜豆类 鲜豆类食物包括毛豆、豇豆、四季豆、扁豆、豌豆等。蛋白质含量为2%～14%，平均4%左右。脂肪含量不高，除毛豆外，均在0.5%以下；碳水化合物的含量为4%左右，膳食纤维的含量为1%～3%。胡萝卜素含量普遍较高，每100g中的含量大多在200μg以上。此外，还含有丰富的钾、钙、铁、锌、硒等矿物质。铁的含量以刀豆、蚕豆、毛豆较高，每100g中含量在3mg以上。锌的含量以蚕豆、豌豆和芸豆较高，每100g中含量均超过1mg，硒的含量以毛豆、龙豆、豆角和蚕豆较高，每100g中的含量在2μg以上。

（5）菌藻类 菌藻类食物包括食用菌和藻类食物。食用菌是指供人类食用的真菌，有500多个品种，常见的有蘑菇、香菇、银耳、木耳等品种。藻类是无胚、自养、以孢子进行繁殖的低等植物，供人类食用的有海带、紫菜、发菜等。菌藻类食物富含蛋白质、膳食纤维、碳水化合物、维生素和矿物质。发菜、香菇和蘑菇等蛋白质含量在20%以上。蛋白质氨基酸组成比较均衡，必需氨基酸含量占蛋白质总量的60%以上。菌藻类食物脂肪含量低，约为1.0%。碳水化合物含量差别较大，如干制的蘑菇、香菇、银耳、木耳等食物中碳水化合物含量在50%以上；金针菇、海带等鲜品较低，不足7%。维生素、矿物质含量差别较大，紫菜和蘑菇中胡萝卜素、铁、锌和硒含量丰富。海带、紫菜等海藻产品中含丰富的碘，每100g海带（干）中碘含量可达36mg。此外，菌藻类食物除了提供丰富的营养素外，还具有明显的保健作用。研究发现，蘑菇、香菇和银耳中含有的真菌多糖物质，具有提高人体免疫功能和抗肿瘤的作用；香菇中所含的嘌呤可抑制机体中胆固醇的形成和吸收，促进胆固醇分解和排泄，具有降血脂作用；黑木耳能抗血小板聚集和降低血凝，减少血液凝块，防止血栓形成，有助于防治动脉粥样硬化。

2. 蔬菜的合理利用

要合理选择蔬菜。蔬菜中含丰富的维生素，除维生素C外，一般蔬菜叶部维生素含量比根茎部高，嫩叶比枯叶高，深色菜叶比浅色菜叶高。因此应注意选择新鲜、色泽深的蔬菜。合理加工与烹调蔬菜。蔬菜加工中宜先洗后切，以减少蔬菜与水和空气的接触面积，尤其要避免将切碎的蔬菜长时间地浸泡在水中，避免维生素等营养物质的损失。洗好的蔬菜放置时间不宜过长，以避免维生素氧化破坏；烹调时要尽可能做到急火快炒。

五、水果及坚果

水果类可分为鲜果、干果。水果与蔬菜一样，主要提供维生素和矿物质。

1. 水果的营养价值

（1）**鲜果** 鲜果种类很多，水分含量较高，营养素含量相对比较低。蛋白质、脂肪含量一般均不超过1%，碳水化合物含量差异较大，低者为5%，高者可达30%。硫胺素和核黄素含量不高，胡萝卜素和抗坏血酸含量因品种不同而异，其中含胡萝卜素最高的水果为柑橘、杏和鲜枣；含抗坏血酸丰富的水果为鲜枣、草莓、橙、柑、柿等。矿物质含量除个别水果外，相差不大，其中枣中铁的含量丰富，白果中硒的含量较高。

（2）**干果** 是新鲜水果经过加工晒干制成，如葡萄干、杏干、蜜枣和柿饼等。由于加工的影响，维生素损失较多，尤其是维生素C。但干果便于储运，并别具风味，有一定的食用价值。水果中的碳水化合物主要以双糖或单糖形式存在，所以食之甘甜。除个别干果外，大部分矿物质含量相差不大。

2. 坚果的营养价值

坚果是以种仁为食用部分，因外覆木质或革质硬壳，故称坚果。按照脂肪含量的不同，坚果可以分为油脂类坚果和淀粉类坚果，前者富含油脂，包括核桃、杏仁、松子、腰果、花生、葵花籽等；后者淀粉含量高而脂肪含量低，包括栗子、银杏、莲子、芡实等。坚果中蛋白质含量多在12%～22%之间，其中有些蛋白质含量更高，如西瓜子和南瓜子中的蛋白质含量达30%以上；油脂类坚果脂肪含量较高，多在40%左右，其中松子、杏仁、榛子、葵花子等达50%以上。坚果类中的脂肪多为不饱和脂肪酸，富含必需脂肪酸，是优质的植物性脂肪，碳水化合物含量较少，多在15%以下，但栗子、腰果、莲子中的含量较高，在40%以上。坚果类食物是维生素E和B族维生素的良好来源，包括维生素 B_1、维生素 B_2、烟酸和叶酸，黑芝麻中维生素 E 含量高达 50.4mg/100g，在栗子和莲子中含有少量维生素 C。坚果富含钾、镁、磷、钙、铁、锌、硒、铜等矿物质，铁的含量以黑芝麻为最高，硒的含量以腰果为最多，在榛子中含有丰富的锰，坚果中锌的含量普遍较高。

3. 水果及坚果的合理利用

水果除含有丰富的维生素和矿物质外，还含有大量的非营养物质，可以防病治病，但不当食用也会致病，因此食用时应予注意。如梨有清热降火、润肺去燥等功能，对于急性或慢性气管炎和上呼吸道感染患者出现的咽干喉疼、痰多而稠等有辅助疗效；但对产妇、胃寒及脾虚腹泻等人群不宜食用。又如红枣可增加机体抵抗力，对体虚乏力、贫血者适用，但龋齿疼痛、下腹胀满、大便秘结者不宜食用。在杏仁中含有杏苷，柿子中含有柿胶酚，若食用不当，可引起溶血性贫血、消化性贫血及消化不良等疾病。

鲜果类水分含量高，易于腐烂，宜冷藏。坚果水分含量低而较耐储藏，但含油坚果的不饱和脂肪酸含量高，易受氧化或滋生霉菌而变质，应当保存于干燥阴凉处，并尽量隔绝空气。

项目三
动物性食物营养价值评价

> 👁 **知识目标**

1. 掌握肉类、水产品、蛋类、乳和乳制品的营养价值。
2. 了解肉类、水产品、蛋类、乳和乳制品的保健价值。

> 💡 **技能目标**

能利用食用成分表折算动物性食物营养成分并进行食物营养价值评价。

动物性食物包括畜禽肉、蛋类及其制品、乳类及其制品、水产类,是人体优质蛋白质、脂类、脂溶性维生素、B族维生素和矿物质的主要来源。

一、畜禽肉类

畜禽肉包括畜肉和禽肉,前者指猪、牛、羊等畜类肌肉、内脏及其制品,后者包括鸡、鸭、鹅等禽类肌肉及其制品。

1. 畜禽肉主要营养价值

畜禽肉中的蛋白质含量一般为10%~20%,因动物的种类、年龄、肥瘦程度以及部位而异。在畜肉中,猪肉的蛋白质含量为13.2%左右;牛肉、羊肉、兔肉、马肉、鹿肉和骆驼肉中蛋白质含量可达20%左右;狗肉的蛋白质含量约为17%。在禽肉中,鸡肉、鹌鹑肉的蛋白质含量较高,约为20%;鸭肉约为16%;鹅肉约为18%。

畜禽肉中脂肪含量有较大差异,低者的脂肪含量仅为2%,高者可达89%以上。在畜肉中,猪肉的脂肪含量最高,羊肉次之,牛肉最低,兔肉为2.2%。在禽肉中,火鸡和鹌鹑的脂肪含量较低,在3%左右;鸡和鸽子在9%~14%之间,鸭和鹅达20%左右。畜禽肉内脏脂肪的含量在2%~10%之间,脑最高,在10%左右,猪肾、鸭肝、羊心和猪心居中,在2%~8%之间,其他在4%以下。动物脂肪所含有的必需脂肪酸明显低于植物油脂。在动物脂肪中,禽类脂肪所含必需脂肪酸的量高于家畜脂肪;家畜脂肪中,猪脂肪的必需脂肪酸含量又高于牛、羊等反刍动物的脂肪。总体来说,禽类脂肪的营养价值高于畜类脂肪。

畜禽肉碳水化合物含量为0~9%,多数为1.5%左右,主要以糖原的形式存在于肌肉和肝脏中。动物在宰前过度疲劳,糖原含量下降,宰后放置时间过长,也因酶的作用,使糖原含量降低,乳酸相应增多,pH下降。

畜禽肉可提供多种维生素，主要以 B 族维生素和维生素 A 为主。内脏中维生素含量比肌肉中多，其中肝脏富含维生素 A 和维生素 B_2，维生素 A 的含量以牛肝和羊肝为最高，维生素 B_2 含量则以猪肝中最丰富。在禽肉中还含有较多的维生素 E。

畜禽肉矿物质的含量一般为 0.8%～1.2%，瘦肉中的含量高于肥肉，内脏高于瘦肉。铁的含量以猪肝和鸭肝的含量最丰富，约 23mg/100g。畜禽肉中的铁主要以血红素形式存在，消化吸收率很高。在内脏中还含有丰富的锌和硒，牛肾和猪肾的硒含量是其他一般食品的数十倍。此外，畜禽肉还含有较多的磷、硫、钾、钠、铜等。钙的含量虽然不高，但吸收利用率高。

2. 畜禽肉的合理利用

畜禽肉蛋白质营养价值较高，含有较多的赖氨酸，宜与谷类食物搭配食用，以发挥蛋白质的互补作用。为了充分发挥畜禽肉的营养作用，还应注意将畜禽肉与植物性食物搭配食用，以均衡膳食营养。

畜禽肉味香美，是因为肉中含有一些能溶于水的非蛋白质含氮物质，即含氮浸出物，如肌凝蛋白原、肌肽、肌酸、肌碱和少量的游离氨基酸等。这些浸出物越多，味道越浓，越能促进胃酸和唾液分泌，越有利于对蛋白质和脂肪的消化。

畜肉的脂肪和胆固醇含量较高，脂肪主要由饱和脂肪酸组成，食用过多易引起肥胖和高脂血症等疾病，因此膳食中的比例不宜过多，但是禽肉的脂肪含不饱和脂肪酸较多，因此宜适当食用。

二、蛋类及蛋制品

蛋类包括鸡蛋、鸭蛋、鹅蛋、鹌鹑蛋、鸽蛋、鸵鸟蛋、火鸡蛋、海鸥蛋等及其加工制成的咸蛋、松花蛋等。

1. 蛋类的主要营养价值

蛋类的蛋白质尤为丰富，全鸡蛋蛋白质的含量为 12% 左右，蛋清中略低，蛋黄中较高。鸭蛋、鹅蛋和鹌鹑蛋的蛋白质含量与鸡蛋接近。蛋类中蛋白质是完全蛋白质，其氨基酸组成与人体必需氨基酸组成最接近，含有人体必需的各种氨基酸，且比例适合，是天然食品中最优良的蛋白质，生物价达 94。蛋类蛋白质中赖氨酸和蛋氨酸含量较高，与谷类和豆类食物混合食用，可弥补其赖氨酸或蛋氨酸的不足。

蛋清中含脂肪极少，98% 的脂肪存在于蛋黄中。蛋黄中的脂肪几乎全部以与蛋白质结合的良好乳化形式存在，因而消化吸收率高。鸡蛋黄中脂肪含量为 28%～33%，其中中性脂肪含量占 62%～65%，磷脂占 30%～33%，固醇占 4%～5%。蛋黄中的脂肪酸以单不饱和脂肪酸油酸含量最为丰富，占 50% 左右，亚油酸约占 10%，其余主要是硬脂酸、棕榈酸和棕榈油酸，含微量的花生四烯酸。蛋中胆固醇含量极高，全蛋含量为 500～700mg/100g，主要集中在蛋黄。其中鹅蛋蛋黄含量最高，达 1696mg/100g。加工成咸蛋或松花蛋后，胆固醇含量无明显变化。

蛋中碳水化合物含量较低，为 1%～3%，蛋黄略高于蛋清，加工成咸蛋或松花蛋后有所提高。

蛋的微量营养成分受禽的品种、饲料、季节等多方面因素的影响。蛋中维生素含量十分丰富,且品种较为完全,包括所有的B族维生素、维生素A、维生素D、维生素E、维生素K和微量的维生素C。其中绝大部分的维生素A、维生素D、维生素E和大部分维生素B_1都存在于蛋黄中。鸭蛋和鹅蛋的维生素含量总体而言高于鸡蛋。

蛋中的矿物质主要存在于蛋黄部分,蛋清部分含量较低。蛋黄中含矿物质为1.0%~1.5%,其中钙、磷、铁、锌、硒等含量丰富。蛋中铁含量较高,但铁与蛋黄中的卵黄磷蛋白结合而对铁的吸收具有干扰作用,故而蛋黄中铁的生物利用率较低,仅为3%左右。

2. 蛋类的合理利用

在生鸡蛋清中含有抗生物素蛋白和抗胰蛋白酶物质。抗生物素蛋白能与生物素在肠道内结合,影响生物素的吸收,食用者可引起食欲缺乏、全身无力、毛发脱落、皮肤发黄、肌肉疼痛等生物素缺乏的症状;抗胰蛋白酶物质能抑制胰蛋白酶的活力,妨碍蛋白质消化吸收,故不宜生食蛋清。烹调加热可破坏这两种物质,清除它们的不良影响,但是蛋不宜过度加热,否则会使蛋白质过分凝固,甚至变硬变韧,形成硬块,反而影响食物口感及消化吸收。蛋黄中的胆固醇含量很高,大量食用会引起高脂血症,是动脉粥样硬化、冠心病等疾病的危险因素,但蛋黄中还含有大量的卵磷脂,对心血管疾病有防治作用。

三、水产品

水产品是指由水域中人工捕捞、获取的水产资源,如鱼类、软体类、甲壳类、海兽类和藻类等动植物,其中可供人类食用的水产资源加工而成的食品,称为水产品。

1. 鱼类

按照鱼类生活的环境,可以把鱼分为鲆鱼、鳕鱼、狭鳕鱼等海水鱼和鲤鱼、鲑鱼等淡水鱼。

(1) 鱼类主要营养价值 鱼类蛋白质含量为15%~22%,平均为18%左右,其中鲨鱼、青鱼等蛋白质含量较高,在20%以上。鱼类蛋白质的氨基酸组成较平衡,与人体需要较接近,利用率较高,生物价可达85~90,其中多数鱼类缬氨酸含量偏低。鱼还含有较多的其他含氮化合物,主要有游离氨基酸、肽、胺类、胍、季铵类化合物、嘌呤类和脲等。

鱼类脂肪含量为1%~10%,平均5%左右,呈不均匀分布,主要存在于皮下和脏器周围,肌肉组织中含量甚少。不同鱼种含脂肪量有较大差异,如鳕鱼含脂肪在1%以下,而河鳗脂肪含量高达10.8%左右。鱼类脂肪多由不饱和脂肪酸组成,一般占总脂肪含量的60%以上,熔点较低,通常呈液态,消化率为95%左右。不饱和脂肪酸的碳链较长,其碳原子数多在14~22个之间,不饱和双链有1~6个,多为n-3系列。

鱼类碳水化合物的含量较低,约为1.5%,碳水化合物的主要存在形式为糖原。有些鱼不含碳水化合物,如鲳鱼、鲢鱼、银鱼等。鱼类肌肉中的糖原含量与其致死方式有关，捕后即杀者糖原含量最高；挣扎疲劳后死去的鱼类，体内糖原消耗严重，含量降低。除了糖原之外，鱼体内还含有黏多糖类，如硫酸软骨素、硫酸角质素、透明质酸、软骨素等。

鱼肉含有一定数量的维生素A和维生素D，维生素B_2、烟酸等的含量也较高，而维生素C含量则很低。一些生鱼制品中含有硫胺素酶和催化维生素B_1降解的蛋白质，因此大量食用生鱼可能造成维生素B_1的缺乏。鱼油和鱼肝油是维生素A和维生素D的重要来源，也是维生素E的良好来源。

鱼类矿物质含量为1%～2%，其中硒和锌的含量丰富，此外，钙、钠、氯、钾、镁等含量也较多，海产鱼类富含碘，有的海产鱼含碘500～1000μg/kg，而淡水鱼含碘仅为50～400μg/kg。

(2) 鱼类合理利用 鱼肉富含优质蛋白质，容易被人体消化吸收；而且含有较少的饱和脂肪酸和较多的不饱和脂肪酸，因此其应用价值在营养学中受到特别的重视。

鱼类因水分和蛋白质含量高，结缔组织少，较畜禽肉更易腐败变质。鱼类的多不饱和脂肪酸含量较高，所含的不饱和双键极易氧化破坏，能产生脂质过氧化物，对人体健康有害。因此打捞的鱼类须及时保存或加工处理，防止腐败变质。有些鱼含有极强的毒素，如河豚，其卵、卵巢、肝脏和血液中含有极毒的河鲀毒素，若加工处理方法不当，可引起急性中毒而死亡。

2. 甲壳类和软体动物类

甲壳类和软体动物类主要包括虾、蟹、贻贝、扇贝、章鱼、乌贼、牡蛎等。

(1) 主要营养价值 甲壳类和软体动物蛋白质含量多数在15%左右，其中螺蛳、河蚬、蛏子等蛋白质含量较低，为7%左右；河蟹、对虾、章鱼等蛋白质含量较高，在17%左右。蛋白质中含有人体全部必需氨基酸，其中酪氨酸和色氨酸的含量比牛肉和鱼肉高。贝类肉质中还含有丰富的牛磺酸，其含量普遍高于鱼类，尤以海螺、毛蚶和杂色蛤为最高，新鲜可食部中含有牛磺酸500～900mg/100g。

甲壳类和软体动物中脂肪和碳水化合物含量较低。脂肪含量平均为1%左右，其中蟹、河虾等较高，在2%左右。碳水化合物平均为3.5%左右，其中海蜇、鲍鱼、牡蛎、螺蛳等较高，在6%～7%之间。

甲壳类和软体动物中维生素含量与鱼类相似，有些含有较多的维生素A和维生素E。在河蟹和河蚌中含有较多的维生素A，在泥蚶、扇贝和贻贝中含有较多的维生素E，维生素B_1的含量与鱼类相似，普遍较低。

甲壳类和软体动物中矿物质含量多在1.0%～1.5%，其中钙、钾、钠、铁、锌、硒、铜等含量丰富。钙的含量多在150mg/100g以上，其中河虾高达325mg/100g，钾的含量多在200mg/100g左右，在墨鱼中可达400mg/100g。微量元素以硒的含量最为丰富，如海虾、海蟹、牡蛎、贻贝、海参等，硒的含量均超过了50μg/100g，在牡蛎中含量高达86.4μg/100g；铁的含量以鲍鱼、河蚌、田螺为最高，可达19mg/100g以上。在河蚌中还含有丰富的锰，含量高达59.16mg/100g。

(2) 合理利用 甲壳类和软体动物类的肉质鲜美，这与其中所含的一些呈味物质有关，鱼类和甲壳类的呈味物质主要为游离的氨基酸、核苷酸等；软体类动物（如乌贼类）中主要的呈味物质也是游离氨基酸，尤其是含量丰富的甘氨酸；贝类的主要呈味成分为琥珀酸及其钠盐，琥珀酸在贝类中含量很高，干贝中琥珀酸含量达0.14%、螺中约为0.07%、牡蛎中约为0.05%。此外，一些氨基酸，如谷氨酸、甘氨酸、精氨酸、牛磺酸以及腺苷等，也为其呈味成分。

四、乳类及乳制品

乳类是指哺乳动物的乳汁，经常食用的是牛奶和羊奶。乳类经浓缩、发酵等工艺可制成乳制品，如奶粉、酸奶、炼乳等。

1. 乳类的主要营养价值

乳类及其制品几乎含有人体需要的所有营养素，除维生素C含量较低外，其他营养素含量都比较丰富。某些乳制品加工时除去了大量水分，故其营养素含量比鲜乳高，但某些营养素受加工的影响，相对含量有所下降。

乳类的水分含量为86%～90%，因此它的营养素含量与其他食物比较时相对较低。

牛乳中的蛋白质含量比较恒定，在3.0%左右；羊乳中的蛋白质含量为1.5%，低于牛乳；人乳中蛋白质含量为1.3%，低于牛乳和羊乳。传统上将牛乳蛋白质划分为酪蛋白和乳清蛋白两类。酪蛋白约占牛乳蛋白质的80%，乳清蛋白约占20%。乳类蛋白质为优质蛋白质，生物价为85，容易被人体消化吸收。

牛乳含脂肪2.8%～4.0%。乳中磷脂含量约为20～60mg/100mL，胆固醇含量约为13mg/100mL。水牛乳脂肪含量在各种乳类当中最高，为8.5%～12.5%。随饲料的不同、季节的变化，乳中脂类成分略有变化。

乳类碳水化合物的含量为3.4%～7.4%，碳水化合物存在的主要形式为乳糖。由于乳糖可促进钙等矿物质的吸收，也为婴儿肠道内双歧杆菌的生长所必需，对幼小动物的生长发育具有特殊的意义。对于部分不经常饮奶的成年人来说，体内乳糖酶活性过低，大量食用乳及其制品可能引起乳糖不耐受的发生。用固定化乳糖酶将乳糖水解为半乳糖和葡萄糖可以解决乳糖不耐受问题，同时可提高产品的甜度。

牛乳中含有几乎所有种类的维生素，包括维生素A、维生素D、维生素E、维生素K、各种B族维生素和微量的维生素C。

牛乳中的矿物质主要包括钠、钾、钙、镁、氯、磷、硫、铜、铁等，大部分与有机酸结合形成盐类。乳中的矿物质含量因品种、饲料、泌乳期等因素而有所差异，初乳中含量最高，常乳中含量略有下降。发酵乳中钙含量高并具有较高的生物利用率，为膳食中最好的天然钙来源。牛乳中钠、钾和氯离子存在于溶液中，而钙和磷分布在溶液和胶体两相中。

2. 乳类的合理利用

乳类及其制品具有很高的营养价值，特别是乳类含有丰富的优质蛋白和钙，使其不仅在婴儿喂养中成为重要的食物，而且也是老弱病患者的常用营养食品。

鲜奶因水分含量高，营养素种类齐全，十分有利于微生物生长繁殖，因此须经严格消毒灭菌后方可食用。清毒方法常用煮沸法和巴氏消毒法。煮沸法要求简单，可达消毒目的,但对奶的理化性质影响较大,营养成分有一定损失,多在家庭使用,大规模生产时采用巴氏消毒法。

奶应避光保存,以保护其中的维生素。鲜牛奶经日光照射1min,B族维生素和维生素C损失较大。在微弱的阳光下照射6h后,牛奶中B族维生素损失达50%以上,而在避光器皿中保存的牛奶B族维生素损失较少,还能保持牛奶特有的鲜味。

3. 乳制品的营养价值

乳类经浓缩、发酵等工艺可制成乳制品,如奶粉、酸奶、炼乳等。因加工工艺不同,乳制品营养成分有很大差异。

(1) 炼乳 为浓缩奶的一种,分为淡炼乳和甜炼乳。淡炼乳因受加工的影响,部分维生素遭受破坏。按适当的比例冲稀后,炼乳营养价值基本与鲜奶相同,淡炼乳在胃酸作用下可形成凝块,便于消化吸收,适合婴儿及对鲜奶过敏者食用。甜炼乳糖含量可达45%左右,利用其渗透压的作用抑制微生物的繁殖。因糖分过高,需经大量水冲淡,营养成分相对下降,不宜供婴儿食用。

(2) 奶粉 鲜奶经脱水干燥而制成。全脂奶粉是将鲜奶浓缩除去70%~80%水分后,经喷雾干燥或热滚筒法脱水制成,一般全脂奶粉的营养成分约为鲜奶的8倍左右。脱脂奶粉是将鲜奶脱去脂肪,再经上述方法制成的奶粉,此种奶粉脂肪含量仅为1.3%,脱脂过程使脂溶性维生素损失较多,其他营养成分变化不大。调制奶粉又称"母乳化奶粉",是以牛奶为基础,参照人乳组成的模式和特点,进行调整和改善,使其更适合婴儿的生理特点和需要。

(3) 酸奶 在消毒鲜奶中接种乳酸菌并使其在控制条件下生长繁殖而制成的乳制品。牛奶经乳酸菌发酵后,游离的氨基酸和肽增加,发酵过程使得原奶中的20%~30%的乳糖分解,因此更易消化吸收。乳糖减少,使乳糖酶活性低的人易于接受,维生素A、维生素B_1、维生素B_2等的含量与鲜奶含量相似,但叶酸含量却增加了1倍左右,胆碱也明显增加。此外,酸奶的酸度增加,有利于维生素的保护。乳酸进入肠道可抑制一些腐败菌的生长,调整肠道菌群,防止腐败胺类对人体的不良作用。

(4) 干酪 也称奶酪,是在原料乳中加入适量的乳酸菌发酵剂或凝乳酶,使蛋白质发生凝固,并加盐、压榨排除乳清之后的产品。干酪中的蛋白质大部分为酪蛋白,经凝乳酶或酸作用而形成凝块。此外,经过发酵作用,奶酪中还含有肽类、氨基酸和非蛋白氮成分。除少数品种之外,大多数品种的蛋白质中包裹的脂肪成分多占干酪固形物的45%以上。而脂肪在发酵中的分解产物使干酪具有特殊的风味。奶酪制作过程中大部分乳糖随乳清流失,少量在发酵中起到促进乳酸发酵的作用,对抑制杂菌的繁殖有意义。奶酪中含有原料中的各种维生素,其中脂溶性维生素大多保留在蛋白质凝块中,而水溶性的维生素部分损失,原料乳中微量的维生素C几乎全部损失,干酪的外皮部分B族维生素含量高于中心部分。

项目四
其他食品营养价值评价

知识目标

1. 了解食用油脂、调味品等加工食物的营养特征。
2. 掌握食用油脂、调味品等加工食物的营养价值评价方法。

技能目标

能对油脂、调味品等食物进行食物营养价值评价。

一、食用油脂

食用油脂根据来源可分为植物油和动物油。常见的植物油包括豆油、花生油、菜籽油、芝麻油、玉米油等；常见的动物油包括猪油、牛油、羊油、鱼油等。

1．油脂的营养价值

植物油含不饱和脂肪酸多，熔点低，常温下呈液态，消化吸收率高；动物油以饱和脂肪酸为主，熔点较高，常温下一般呈固态，消化吸收率低于植物油。

植物油脂肪含量通常在99%以上，此外还含有丰富的维生素E，少量的钾、钠、钙和微量元素。动物油的脂肪含量在未提炼前一般为90%左右，提炼后，也可达99%以上。动物油所含的维生素E不如植物油高，但含有少量维生素A，其他营养成分与植物油相似。

2．油脂的合理利用

植物油是必需脂肪酸的重要来源，为了满足人体的需要，在膳食中不应低于总脂肪来源的50%。动物油的脂肪组成以饱和脂肪酸为主，长期大量食用，可引起血脂升高，增加心脑血管疾病的发病率，因此高血脂患者要控制食用。此外，植物油因含有较多的不饱和脂肪酸，易发生酸败，产生一些对人体有害的物质，因此储存过程中防止氧化。

二、调味品

调味品是指以粮食、蔬菜等为原料，经发酵、腌渍、水解、混合等工艺制成的各种用于烹饪调味和食品加工的添加剂。目前，我国调味品大致可分为发酵调味品、酱腌菜类、香辛料类、复合调味品类以及盐、糖等。调味品除具有调味价值之外，大多也具有一定的营养和保健价值。部分调味品构成了日常饮食的一部分，并对维持健康起着不可忽视的作用。

1. 酱油和酱类调味品

酱油和酱是以小麦、大豆及其制品为主要原料，接种曲霉菌种，经发酵酿制而成，其营养成分与原料有很大关系。以大豆为原料制作的酱，蛋白质含量比较高，可达 10%~12%。酱油中含有少量还原糖以及少量糊精，是构成酱油浓稠度的重要成分。酱油中还含有一定数量的 B 族维生素，维生素 B_2 含量在发酵之后显著提高，经过发酵还产生了原料中不含有的维生素 B_{12}。酱油和酱中的咸味来自氯化钠，是膳食中钠的主要来源之一。

2. 醋类

醋按原料可以分为粮食醋和水果醋，按照生产工艺可以分为酿造醋、配制醋和调味醋，按颜色可以分为黑醋和白醋。目前大多数食醋都以酿造醋为基础调味制成复合调味酿造醋。醋中蛋白质、脂肪和碳水化合物的含量都不高，但却含有较为丰富的钙和铁。醋的总氮含量在 0.2%~1.2% 之间，其中氨基酸态氮占 50% 左右。碳水化合物含量差异较大，多数在 3%~4% 之间，而老陈醋可高达 12%，白米醋仅为 0.2%，氯化钠含量在 0%~4% 之间，多数在 3% 左右。水果醋含酸量约为 5%，还原糖为 0.7%~1.8%，总氮在 0.01% 左右。

3. 味精和鸡精

味精即由谷氨酸单钠结晶而成的晶体，是以粮食为原料，经谷氨酸细菌发酵产生出来的天然物质。目前市场上销售的"鸡精""牛肉精"等复合鲜味调味品中含有味精、鲜味核苷酸、糖、盐、肉类提取物、蛋类提取物、香辛料和淀粉等成分，调味后能赋予食品以复杂而自然的美味，增加食品鲜味的浓厚感和饱满度，消除硫黄味和腥臭味等异味。核苷酸类物质容易被食品中的磷酸酯酶分解，最好在菜肴加热完成之后再加入。

4. 盐

咸味是食物中最基本的味道，而膳食中咸味的来源是食盐，即氯化钠。钠离子可以提供最纯正的咸味，而氯离子为助味剂。钾盐、铵盐、锂盐等也具有咸味，但咸味不正且具有一定苦味。健康人群每日摄入 6g 食盐即可满足机体对钠的需要。摄入食盐过量，与高血压病的发生具有相关性。

5. 糖和甜味剂

日常使用的食糖主要成分为蔗糖，是食品中甜味的主要来源。蔗糖可以提供纯正愉悦的甜味，也具有调和百味的作用，为菜肴带来醇厚的味觉，在炖烧菜肴中还具有促进美拉德反应而增色增香的作用。

食品用蔗糖主要分为白糖、红糖两类。白糖纯度高，达 96% 以上，此外还含有少量还原糖类，吸湿性较强，易结块。红糖含蔗糖 84%~87%，其中含水分 2%~7%，有少量果糖和葡萄糖以及矿物质。

三、酒类和饮料

1. 酒类

酒类品种繁多，分类方法多样，一般按酿造方法、酒度、原料来源、总糖含量、香型、色泽、曲种等进行分类。按酿造方法分类，酒可分为发酵酒、蒸馏酒和配制酒，此分类法得到学术界大多数人的认同。按原料分类，酒可分为白酒、黄酒和果酒。白酒的原料为粮食（如高粱、玉米、稻米等）、薯干、麸皮、米糠、高粱糠及野生淀粉质等。黄酒的原料有稻米、玉米、小米等。果酒的原料为各种水果，如葡萄、梨、苹果、猕猴桃、山楂等。酒饮料中酒精含量称作"酒度"。按酒度，酒可分为低度酒、中度酒和高度酒。低度酒的乙醇含量在20%（体积分数）以下，中度酒为20%～40%（体积分数），高度酒在40%（体积分数）以上。

酒中都含有不同数量的乙醇、糖和微量肽类或氨基酸，这些都是酒的能量来源。每克乙醇可提供29.2kJ（7kcal）能量。酒中的蛋白质主要以其降解产物（如氨基酸和短肽）的形式存在。由于酒的配料和酿造方法不同，蛋白质含量相差较大。矿物质的含量与酿酒的原料、水质和工艺有着密切的关系。葡萄酒、黄酒和啤酒中矿物质含量最多，其中钾的含量较为丰富，其他矿物质如钠、镁、钙、锌等都不同程度地存在。在啤酒和葡萄酒中还含有各种维生素，如维生素B_1、维生素B_2、维生素B_6及维生素C等。啤酒中维生素B_1的含量很低，而维生素B_2、烟酸含量丰富。

酒类除了上述常见营养成分外，还有很多其他非营养化学成分，包括有机酸、酯、醇、醛、酮及酚类等，这些成分虽然含量较少，但能直接或间接地赋予酒的色泽、香型、风味、口感等各种品质特性，从而决定酒类的种类、档次和质量及酒的营养作用、保健作用或其他生理作用。

2. 矿泉水和果蔬汁饮料

（1）矿泉水 天然矿泉水是从地下深处自然涌出的或经人工钻采的深层地下水。矿泉水含有很多化学成分，主要有磷酸氢钠、二氧化碳、硫酸钠、氯化钠、钙、镁、钾等，还含有锂、铜、锌、溴、碘、硒、偏硅酸等物质。

（2）果蔬汁饮料 果汁是用新鲜水果压榨而成的饮料，蔬菜汁饮料是一种或多种新鲜蔬菜经机械加工而成的饮料。有时为增加产品风味，还时常加入甜味剂和酸味剂来提高产品质量。

3. 茶叶

茶叶以加工过程中发酵程度的不同而分为发酵茶、半发酵茶和不发酵茶；以茶叶的色泽不同而分为红、绿、青、黄、白和黑茶；以茶叶商品形式而分为条茶、碎茶、包装茶、速溶茶和液体茶；也有以采制工艺和茶叶品质特点为主，结合其他条件划分为绿茶、红茶、乌龙茶、白茶、花茶、黑茶和再加工茶等。

茶叶中的营养成分包括蛋白质、脂肪、碳水化合物、多种维生素和矿物质。蛋白质含量20%～30%，但能溶于水而被利用的只有1%～2%；所含的多种游离氨基酸为2%～4%，易溶于水而被吸收利用。脂肪含量2%～3%，包括磷脂、硫脂、糖脂和各种脂肪酸，其中亚油酸和亚麻酸含量较多，部分可为人体所利用。碳水化合物含量为 20%～25%。维生素含量丰富，以绿茶为例，每 100g 中含胡萝卜素 5800μg、维生素 B_1 0.02mg、维生素 C 19mg、维生素 E 9.6mg。茶叶中矿物质种类有 30 多种，含量为 4%～6%，包括钙、镁、铁、钾、钠、锌、铜、磷、锰、硒等。茶叶中的茶多酚、咖啡碱、脂多糖等对人体有保健和药效作用。

科学合理饮茶需因人、因时、因地、因茶而异。饮茶水温适宜、饮茶适量、特殊人群和特殊时期应合理饮茶。另外，茶叶中的多酚类、生物碱等活性物质在一定条件下会与摄入体内的营养物质相互影响，从而影响其活性或吸收能力，因此，应注意饮茶与食物营养成分的相互作用。营养不良的人不宜多饮茶，因茶叶中含茶碱和鞣酸，可影响人体对铁和蛋白质等的吸收。

项目五
食品标签和食品营养标签

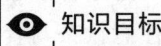 知识目标

掌握食品标签和营养标签的相关标准规定。

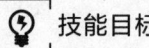 技能目标

能对食品标签和营养标签进行正确解读。

随着居民生活水平的不断提高，可供消费者选择的预包装食品越来越多。解读预包装食品外包装上食品标签以及食品营养标签的内容，是了解食品相关信息的重要途径。

一、食品标签

食品标签是附于食品包装容器的一切附签、吊牌、文字、图形、符号或其他一切说明物，其主要作用是帮助消费者选择适合自己的食品。标签内容是生产商的自我声明，是食品的"身份证"，是消费者选购食品时的第一依据。食品标签通常说明的是食品的外部信息，更注重食品安全问题，如生产商、生产日期、保存期、产品的质量等，消费者可根据生产商的信誉、生产保存期等选择产品。

按照我国《食品安全国家标准 预包装食品标签通则》（GB 7718—2011）的规定，食品标签分为强制标示、非强制标示、推荐标示内容，强制标示内容包括食品名称、配料表、配料的定量标示、净含量及固形物（沥干物）的含量、制造者或经销者的名称和地址、日期标志和贮藏期、产品标准号以及质量（品质）等级，非强制标示内容包括批号、使用方法等。

（1）食品名称 必须采用表明食品真实属性的专用名称，当国家标准或行业标准中已规定了某食品的一个或几个名称时，应选用其中的一个。无上述规定的名称时，必须使用不使消费者误解或混淆的常用名称或俗名。为避免消费者误解或混淆食品的真实属性、物理状态和制作方法，可以在食品名称前附加或在食品名称后注明相应的词或短语。

（2）配料清单 除单一配料的食品外，食品标签上必须标明配料表。配料表的标题为"配料"或"配料表"。各种配料必须按加入量的递减顺序排列。如果某种配料本身是由两种或两种以上的其他配料构成的复合配料，必须在配料表中标明复合配料的名

称，再在其后加括号，按加入量的递减顺序列出原始配料。当复合配料在国家标准或行业标准中已有规定名称，其加入量小于食品总量的25％时，则不必将原始配料标出，但其中的食品添加剂必须标出。各种配料必须按规定使用具体名称，食品添加剂必须使用GB 2760《食品安全国家标准 食品添加剂使用标准》规定的产品名称或种类名称。

（3）配料的定量标示　如果在食品标签或食品说明书上特别强调添加了某种或数种有价值、有特性的配料，应标示所强调配料的添加量。同样，如果在食品的标签上特别强调某种或数种配料的含量较低时，应标示所强调配料在成品中的含量。

（4）净含量及沥干物（固形物）含量　食品标签必须标明容器中食品的净含量。按以下方式标明：液态食品，用体积；固态食品，用质量；半固态食品，用质量或体积。容器中含有固、液两相物质的食品，除标明净含量外，还必须标明该食品的固形物含量，用质量或质量分数表示。

（5）制造者、经销者的名称和地址　必须标明食品制造、包装、分装或经销单位依法登记注册的名称和地址。进口食品必须标明原产国名及总经销者在国内依法登记注册的名称和地址。

（6）日期标志和贮藏期　食品成为最终产品的日期为生产日期。日期的标注顺序为年、月、日。日期的标注形式有：2021/01/15（用间隔字符分开）、20210115（不用间隔符）、2021-01-15（用连字符分隔）、2021年1月15日。保质期是指预包装食品在标签指明的贮存条件下保持品质的期限。在此期限内，产品完全适于销售，并保持标签中不必说明或已经说明的特有品质。保存期或者推荐的最后食用日期是指预包装食品在标签指明的贮存条件下，预计的终止食用日期。在此日期之后，预包装食品可能不再具有消费者所期望的品质特性，不宜再食用。

（7）产品标准号以及质量（品质）等级　国内生产并在国内销售的预包装食品（不包括进口预包装食品）应标示企业执行的国家标准、行业标准、地方标准或经备案的企业标准的代号和顺序号。企业执行的产品标准已明确规定质量（品质）等级的食品，应标示质量（品质）等级。

其他强制标示内容包括辐照食品、转基因食品。非强制标示内容包括批号、食用方法、能量和营养素。

二、食品营养标签

食品营养标签是在食品的外包装上向消费者提供食物营养特性的一种描述，向消费者提供食品营养成分信息和特性的说明，包括营养成分表、营养声称和营养素功能声称，是消费者最简单、最直接获取营养知识的途径，也是均衡膳食、提高公众健康的基础性内容。食品营养标签是消费者了解产品营养成分和营养特性、获取相关营养知识的重要途径。

1. 营养成分表

营养成分是指食物中含有的具有健康益处的成分，包括营养素以及其他有效功能成分等。营养成分表中营养成分的标示是对食物中营养成分含量作出的确切描述，同时还应标示该营养成分的百分比。确定预包装食品营养成分的步骤如下。

① 根据产品特点确定需要分析的营养成分。一般根据产品的营养特点确定需要检测和分析的营养成分，包括能量以及蛋白质、脂肪、碳水化合物、钠四种核心营养素和其他营养成分。

② 通过计算或检测方法获取食品营养标签用数据。计算法是根据食品原料的配比，或其他确实的资料（如公认的食品营养成分数据，相似的同类食品等的成分数据）计算出产品的营养成分含量，所得结果应可信。

营养成分分析数据表达及标示要求：食品企业在标签上标示食品营养成分、营养声称、营养素功能声称时，应首先标示能量及蛋白质、脂肪、碳水化合物、钠四种核心营养素及其含量。除上述成分外，食品营养标签还可以标示饱和脂肪（酸）、胆固醇、维生素和其他矿物质。能量和四种核心营养素的标示应当比其他营养成分的标示更为醒目。

③ 营养成分的含量标示。营养标签中营养成分应当以每100g（mL）或每份食品中的含量数值标示，并同时标示所含营养成分占营养素参考值的百分比。食品营养成分的标示不同于有害成分，用"不小于"或"不大于"的表示是不合适的，食品营养成分也不同于强化的添加剂（因为用于所有食品），用范围（如200～400mg）等形式也是不科学的。当某食品营养成分含量低微或其摄入量对人体健康的影响微不足道时，允许标示"0"的数值。

④ 营养素含量占营养素参考值（NRV）的百分比计算和标示要求。中国食品标签营养素参考值是专用于食品营养标签上比较食品营养素含量多少的参考标准。NRV是以膳食营养素参考摄入量（DRIs）为依据制定的，专门用于食品营养标签，是消费者选择食品时的一种营养参照尺度。2005年，中国营养学会基于中国居民和其他国家居民的饮食结构不同，制定了中国食品标签营养素参考值。

⑤ 根据营养成分分析（或计算）和NRV％制订营养成分表。

2. 营养声称

营养声称是指食品营养标签上对食物营养特性的确切描述和说明，包括：

(1) 含量声称　指描述食物中能量或营养成分含量水平的声称。声称用语包括"含有""高""低"或"无"等（如低脂奶、高膳食纤维饼干等）。

(2) 比较声称　指与消费者熟知的同类食品的营养成分含量或能量值进行比较后的声称。声称用语包括"增加"和"减少"等。所声称的能量或营养成分含量差异必须≥25％。如普通奶粉可作为脱脂奶粉的基准食品；普通酱油可作为强化铁酱油的基准食品等。

3. 健康声称

健康声称是指某营养成分可以维持人体正常生长、发育和正常生理功能等作用的声称。

技能训练六　食品营养标签的解读

【技能描述】

依据《食品安全国家标准 预包装食品标签通则》（GB 7718—2011）、《食品安全国家标准 预包装食品营养标签通则》（GB 28050—2011）对食品标签和营养标签进行正确解读。

【训练准备】

1. 食品标签和营养标签相关标准。
2. 2～3种不同类型的食品包装。
3. 计算器、记录表等工具。

【训练流程】

准备工作 → 食物标签和营养标签标准解读 → 查阅食品包装整体信息 → 记录食品内容 → 记录营养标签内容 → 对标签内容进行分析 → 食品标签与营养标签综合评价

【训练步骤】

1. 观察食品包装上整体信息，确定是否有食品标签、营养标签的内容。
2. 观察记录食物标签标示，了解食品名称、净含量等基本内容。
3. 观察记录食物营养标签标示，了解食品营养成分、营养声称等信息。
4. 通过计算分析，综合评价食物标签与营养标签标示项目是否齐全、格式是否规范、数值是否正确。
5. 根据食物标签与营养标签内容对该食品营养价值综合分析评价。

项目六
强化食品与保健食品

> 知识目标
>
> 1. 了解强化食品、保健食品、营养补充剂的概念与特征。
> 2. 掌握强化食品、保健食品、营养补充剂的营养价值评价。

> 技能目标
>
> 通过对强化食品、保健食品、营养补充剂的分析，合理分析评价强化食品、保健食品、营养补充剂的营养价值。

一、强化食品

为了满足不同人群对营养素的需要，弥补天然食品的营养缺陷以及补充食品在加工、储存等过程中营养素的损失，通常需要对有关食品进行营养强化。

1. 强化食品的概念

根据各类人群的营养需要，向食品中添加一种或多种营养素，或者某种天然食品，以提高食品营养价值的过程称为食品的营养强化，经过强化处理的食品称为强化食品。所添加的营养素或含有营养素的物质（包括天然的和人工合成的）称为食品营养强化剂或食品强化剂，我国《食品安全法》规定："食品强化剂是指为增强营养成分而加入食品中的天然的或者人工合成的属于天然营养素范围的食品添加剂。"

经常用于食品营养强化的营养强化剂主要包括必需氨基酸及含氮化合物、维生素和矿物质三类。此外也可包括用于营养强化的天然食物及其制品，如大豆粉、谷胚和大豆蛋白等。被强化的食品称为强化载体，载体一般选用食用范围广、消费量大、适合强化工艺处理、易于保存运输的食品，如大米、面粉等主食，以及乳制品、儿童食品、老年食品、饮料、罐头、酱油和食盐等。

2. 食品营养强化的意义和作用

（1）**弥补天然食品的营养缺陷**　人类几乎无法从单一天然食品中获得满足人体需要的各种营养素。几乎所有的天然食品单独食用时都不能满足人体对所需营养素的需要。大米和面粉虽含有丰富的碳水化合物，但缺乏多种维生素，蛋白质含量和品质均不足，尤其是赖氨酸等必需氨基酸的不足，严重影响其营养价值。即使营养素较全面的鲜奶类，其铁和维生素 D 也不能满足婴儿的长期需求。

（2）补充食品在加工、储存及运输过程中营养素的损失 大多数食品在消费之前需要经过加工、烹调、储存及运输，在这一系列过程中，各种因素可导致食品中营养素的不同程度损失。例如碾米和小麦磨粉时，可造成多种维生素的损失，并且随着加工精度增加，这种损失也逐渐增大；水果、蔬菜在切碎、漂洗过程中，水溶性和热敏性营养素均有不同程度的损失，尤其是维生素 C 损失严重。

（3）满足不同人群的营养需要 对不同年龄、性别，不同生理、病理状况及不同工作性质和工作环境的人来说，他们对营养需要的情况是不同的，针对各类人群对食品进行不同的营养强化可分别满足他们的营养需要。例如孕妇和乳母对营养素的要求非常高，她们很容易缺钙、铁、锌等矿物质及多种维生素。因此，对孕妇和乳母等特殊人群，在膳食上可进行多种食物混合搭配及摄入特定的强化食品。

（4）防病、保健作用 从预防医学的角度看，食品营养强化对预防和减少营养素缺乏病，特别是某些地方性营养素缺乏病具有重要意义。例如我国和世界上多数国家对碘缺乏地区的人们采取了食盐加碘的办法，已基本控制地方性碘缺乏病。对缺硒地区供应加硒食盐，对防止缺硒引起的克山病和大骨节病也很有效。

3．食品营养强化的基本原则

强化食品的功能和优点是多方面的，但也必须从安全卫生及经济效益等方面全面考虑，通常在食品强化时应遵循以下基本原则。

（1）有明确的目的和针对性 进行食品营养强化前应对本国或本地区的食物种类及人们的膳食习惯、营养状况做全面细致的调查研究，认真分析其膳食结构特点及缺少哪些营养成分，然后根据本国、本地区人们摄食的食物种类和数量选择需要进行强化的食品（载体）以及强化剂的种类和数量。

（2）以营养平衡为准绳 食品营养强化的根本目的是改善天然食物存在的营养素不平衡的状况。通过加入其所缺少的营养素，使各种营养素含量之间达到平衡，适应人体需要。

（3）确保强化食品的安全性和有效性 为了确保强化食品的安全性，许多国家均制定了营养强化剂的使用标准。我国发布了强制性国家标准 GB 14880—2012，即《食品安全国家标准 食品营养强化剂使用标准》。食品营养强化剂的质量和纯度必须符合国家标准，同时其添加剂量也必须根据人们摄食情况以及每日膳食中营养素供给量标准确定。

（4）保持或改善食品的感官性状 食品营养强化过程不能损害食品原有的风味和感官质量，而应该保持或改善食品的感官性状。如用 β-胡萝卜素对黄油、奶油、干酪、冰激凌、糖果和果汁饮料进行强化，既有营养强化作用，又可改善食品色泽，提高感官质量。

（5）经济合理、利于推广 食品的营养强化需要增加一定的成本，但其价格应控制在人们的可接受范围，价格不能过高，否则不易推广。

4．常见强化食品的种类

强化食品的种类繁多，依强化食品在膳食结构中的比例可分为强化主食品（如大米、面粉等）和强化副食品（如肉制品、食盐、酱油等）；按食用对象分类可分为普通食品、婴幼儿食品、孕妇及乳母食品、老年人食品以及军用食品、预防职业病食品和航天食品等；按所添加的营养强化剂的种类来分类，有维生素强化食品、蛋白质和氨基酸强化食品以及矿物质强化食品等；还可按富含营养素的天然食物分类，如酵母（富含B族维生素）、脱脂乳粉和大豆粉（富含蛋白质）等。

二、保健食品

保健食品是食品的一个种类，具有一般食品的共性，能调节人体功能，适于特定人群食用，但是不以治疗疾病为目的，并且对人体不产生任何急性、亚急性或慢性危害。我国对保健食品的开发和使用有着悠久的历史。保健食品的健康有序发展，需要科研、生产、流通、宣传和管理多方面因素的结合。

1. 保健食品的发展要求

（1）加强保健食品的科学研究　我国传统医学有关食品保健的记述历史悠久，是中华民族珍贵的文化遗产。随着食品科学技术的发展，保健食品的发展需要运用现代技术，从天然产物中寻找功能因子，开展功能因子的构效和量效关系的研究，认识它们的保健作用机制和可能的毒性作用；还要发展提取、分离各类功能因子的新技术、新工艺、新装备，提高功能因子在食品中的生物学功能，使我国保健食品的研究和生产尽快达到世界先进水平。

（2）规范保健食品的宣传　保健食品的标签、说明书和广告等是消费者了解某种产品性质、功能的重要媒介。标签和说明书除了要符合对一般食品的要求外，还必须标明保健食品的保健作用、适合人群、食用方法和推荐用量、功效成分或有关原料的名称。各种新闻媒体也应该发挥其自身优势，经常向广大群众宣传科学消费观念，引导消费者增强科学意识和鉴别能力。

（3）加强政府部门对保健食品的宏观指导和管理　这不仅关系到人民健康水平的提高，而且对改善国民体质，进一步促进社会经济发展也具有潜在的意义。政府部门的宏观指导主要是通过立法步骤，并采取执法行动来保障消费者有权选用安全有效的保健食品。目前应特别加强对保健食品研发、生产和流通环节的监督管理，并督促媒体和企业向消费者公布真实的信息及科学依据。

2. 保健食品常用的功效成分

天然食物中含有的蛋白质、碳水化合物、脂肪、维生素和某些矿物质是人体生命中不可缺少的物质，但是人类食物中含有的化学成分远远不止这几类营养素。人们每天从食物中摄取的各种食物成分多达数百种。近年来由于营养流行病学、分析化学、生物化学、食品卫生学等领域的研究发展，使人们有条件对这些成分的生理作用进行更深入的探讨。利用这些有益的食物成分以及各种必需营养素，经过适当的加工过程，就可以得到调节生理功能或预防疾病的保健食品。目前我国保健食品常用的功效成分可分为以下几类。

（1）蛋白质和氨基酸类　此类包括超氧化物歧化酶、大豆多肽、牛磺酸等。

（2）具有保健功能的碳水化合物　此类包括膳食纤维、低聚糖、植物多糖和真菌多糖等。

（3）功能性脂类成分　油脂中的功能性成分主要为磷脂、功能性脂肪酸、植物甾醇、二十八烷醇、角鲨烯等。

（4）具有保健功能的矿物质和维生素　例如增强抗氧化功能的硒和维生素 E。

（5）功能性植物化学物质　植物性食物还有酚类化合物、萜类化合物及有机硫化合物等更多类型的植物化学物。草药中的多种成分对生理功能具有调节作用，是我国植物化学物的宝贵资源。

（6）益生菌　常见的益生菌有双歧杆菌、乳杆菌、益生链球菌等。

3．保健食品的功能分类

保健食品必须通过功效成分的定性与定量分析，以及动物或人群功能实验，证实确实含有有效成分并具有显著、稳定的调节人体功能的作用。其功能实验必须由国家有关部门认定的有资格的保健食品功能学评价单位完成。

2016年，国家食品药品监督管理总局公布受理的保健食品按照功能划分共有27种：增强免疫力功能，辅助降血脂功能，辅助降血糖功能，抗氧化功能，辅助改善记忆功能，缓解视疲劳功能，促进排铅功能，清咽功能，辅助降血压功能，改善睡眠功能，促进泌乳功能，缓解体力疲劳功能，提高缺氧耐受力功能，对辐射危害有辅助保护功能，减肥功能，改善生长发育功能，增加骨密度功能，改善营养性贫血功能，对化学性肝损伤有辅助保护功能，祛痤疮功能，祛黄褐斑功能，改善皮肤水分功能，改善皮肤油分功能，调节肠道菌群功能，促进消化功能，通便功能，对胃黏膜有辅助保护功能。

4．常见保健食品的功能

（1）改善生长发育　生长发育涉及个体细胞的增殖分化、器官结构及功能的完善。在生命周期中，身体生长快慢的调节受遗传、环境、运动和膳食营养等多种因素的影响。目前用于改善儿童生长发育的保健食品种类很多，其作用原理可归纳为以下几个方面：促进骨骼生长；影响细胞分化；促进细胞生长和器官发育。

（2）增强免疫力　免疫是机体在进化过程中获得的识别自身、排斥异己的一种重要生理功能。与免疫功能有关的保健食品是指那些具有增强机体对疾病的抵抗力、抗感染能力的食品。研究表明，蛋白质、氨基酸、脂类、维生素、微量元素等多种营养素以及核酸、类黄酮物质等某些食物成分具有免疫调节作用。主要包括参与免疫系统的构成，促进免疫器官的发育和免疫细胞的分化，增强机体的细胞免疫和体液免疫功能等。

（3）抗氧化　任何需氧的生物在正常发育和功能活动中都会产生活性氧。最常见的有过氧基自由基、超氧阴离子自由基、羟基自由基、单线态氧等，可导致 DNA、脂质和蛋白质等生物大分子的氧化性损伤，并可能增加肿瘤、心血管疾病、帕金森病等疾病的发生率，促进机体的衰老过程。人体抗氧化防御系统包括：超氧化物歧化酶、过氧化氢酶、谷胱甘肽过氧化物酶等酶性抗氧化系统和维生素 C、维生素 E、类胡萝卜素等非酶性抗氧化系统。此外，谷胱甘肽（GSH）、尿酸盐或胆红素等多种内源性低分子量化合物也参与抗氧化防御。人类膳食中含有一系列具有抗氧化活性和有明显清除体内自由基的化合物。维生素E、类胡萝卜素、维生素C、锌、硒、脂肪酸等多种营养素以及茶多酚、多糖、原花青素、大豆异黄酮等食物成分均具有明显的抗氧化与延缓衰老功效。

(4) 辅助改善记忆 学习记忆是中枢神经系统的重要生理过程。蛋白质和氨基酸、碳水化合物、脂肪酸、锌、铁、碘、维生素C、维生素E、B族维生素、咖啡因、银杏叶提取物，以及某些蔬菜、水果中的植物化学物等多种营养素或食物成分，在中枢神经系统的结构和功能中发挥着重要作用。

(5) 辅助降血糖 糖尿病是一组由于胰岛素分泌和作用缺陷而导致的碳水化合物、脂肪、蛋白质等代谢紊乱，以长期高血糖为主要标志的症候群。其中2型糖尿病的发生与生活方式的不合理密切相关，如饮食为高脂、高糖、高能量，体力活动少等，成为其重要的致病因素，遗传因素在本型中也很重要。控制血糖水平是避免和控制糖尿病并发症的最好办法。目前临床上常用的口服降糖药大多有副作用，开发降低血糖的保健食品越来越受重视。其作用原理主要有以下几个方面：改善对胰岛素的敏感性；延缓肠道对糖类和脂类的吸收；参与葡萄糖耐量因子的组成。

(6) 辅助降血脂 正常情况下，人体脂质的合成和分解保持动态平衡。血脂高于正常的上限称为高脂血症。高脂血症及脂质代谢障碍是动脉粥样硬化形成的主要危险因素。血浆甘油三酯升高是一种与胰岛素抵抗有关的血脂异常，也是冠心病发生的危险性标志物。此外，高血脂可加重高血压，也是出血性脑卒中的危险因素。保健食品调节血脂的基本原理有以下几方面：降低血清胆固醇；降低血浆甘油三酯。

(7) 辅助降血压 高血压是内科常见症多发病之一，高血压的病因可能与年龄、遗传、环境、体重、食盐摄入量、胰岛素抵抗等有关。及时防治高血压可以降低与冠状动脉有关的疾病以及脑血管疾病的危险性。

(8) 改善胃肠功能 胃兼有消化、吸收和内分泌功能。进入胃内的半固体食物受胃液的水解作用和胃的机械作用，变成食糜，逐渐进入小肠。小肠是人体消化吸收的主要场所，其中的多种酶类、磷脂类物质参与机体对食物的消化、吸收及代谢活动的调节。胃肠道功能失调可诱发胃肠道感染、便秘、肠易激综合征、炎性大肠病和食物过敏等疾病。保健食品主要从对肠道功能与粪便组成的调节、对结肠菌群组成的调节、对肠道相关淋巴组织功能的调节、控制发酵产物等途径改善胃肠功能。

(9) 减肥 肥胖是一种由多因素引起的慢性代谢疾病，是2型糖尿病、心血管病、高血压、脑卒中和多种癌症的危险因素。肥胖发生原因与遗传、静态生活方式、高脂膳食以及能量平衡失调等因素有关。超重和肥胖症在一些国家和地区人群中的患病情况已呈流行趋势。在减肥食品中，各种膳食纤维、低聚糖都可作为原料。燕麦、螺旋藻、食用菌、魔芋粉、苦丁茶等都具有较好的减肥效果。

(10) 增加骨密度 骨质疏松症是指骨量减少，即单位体积内骨组织含量减少。骨基质由胶原蛋白、多糖和其他非胶原蛋白质组成，其中沉积的不溶性羟磷灰石和少量其他盐类，使骨组织成为能支撑机体的一种结构。如果骨的生成和再吸收不再匹配，发生骨的净流失，最终导致骨质疏松症。预防或延缓骨质疏松症的策略包括：提高在青春期可达到的骨量峰值和预防生命后期的骨流失。

三、营养补充剂

营养补充剂也称为膳食补充剂,是人为地将一些营养素或食物提取物按营养学理论组合而成的一种体积较小的、易于携带的、用于补充日常食物中易缺乏的营养素的产品。营养补充剂的特点是不以食物为载体,但它不是药物,不能用于治疗疾病。其作用是补充膳食供给的不足,预防营养缺乏和降低发生某些慢性退行性疾病的风险。营养补充剂允许声称的保健功能性限于补充维生素和矿物质。

理论上通过平衡膳食能满足人体营养需要,但在实际生活中由于各种各样的因素影响,往往达不到膳食营养素参考摄入量(DRIs)的要求。实际生活中,可针对不同人群的具体情况在必要时通过营养补充剂来满足人体的需要,但在应用过程中应防止过量或造成单独依赖服用营养补充剂来保持机体健康的心理。

DHA、EPA 功能和应用

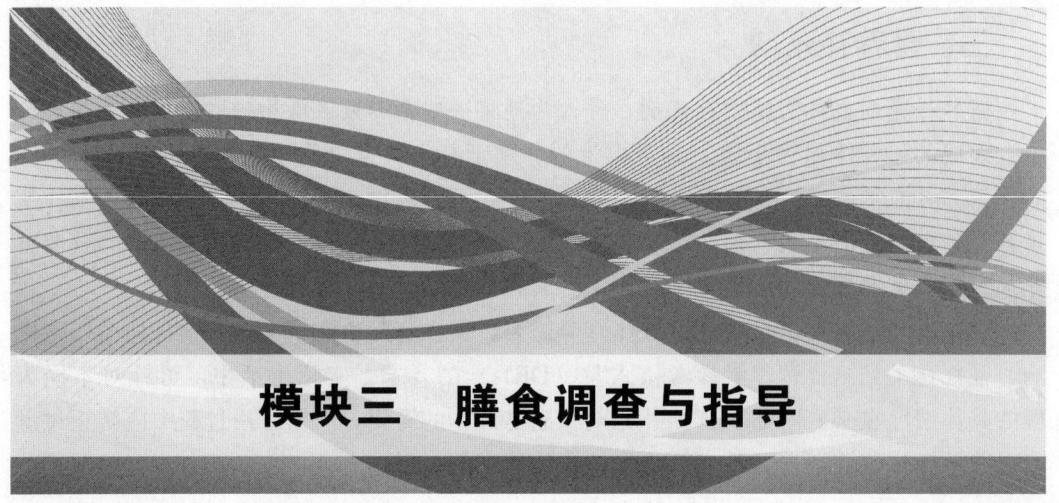

模块三 膳食调查与指导

> 思政与职业素养目标

食物能提供丰富的营养素，但没有任何一种天然食物能包含人体所需的所有营养素且比例适宜。要保证合理营养，需根据人体的生理需要，建立与膳食中各种食物的质、量以及比例的平衡关系。通过营养调查分析，根据人体对能量和营养素的需求，编制科学的营养食谱，构建合理的膳食结构，以满足人体需要。

随着时代的发展，生活水平日益提高，国民的膳食结构也在逐渐发生变化。膳食营养工作应立足人民健康，树立爱岗敬业、无私奉献的职业道德修养，坚持培养具体情况具体分析的职业修养，弘扬理论联系实际的优良作风，发扬实事求是、精益求精的职业精神，深入了解人民营养状况，悉心做好膳食指导，提高职业使命感与责任感。

项目一
膳食结构与营养调查

知识目标

1. 了解膳食结构的类型与特点。
2. 掌握中国居民膳食结构特点。
3. 掌握营养调查的概念与意义。

技能目标

能正确进行人体体格测量及评价。

一、膳食结构

1. 膳食结构的概念

膳食结构，又称膳食模式，是指膳食中各类食物的种类、数量及其在膳食中所占的比重。由于影响膳食结构的因素是逐渐变化的，所以膳食结构不是一成不变的，人们可以通过均衡调节各类食物所占的比重，充分利用其中的各种营养素，达到膳食平衡，促使其向更利于健康的方向发展。

2. 膳食结构的类型

各国家、地区由于生活习惯、宗教信仰、自然环境的不同，形成了多种多样的膳食结构。依据动物性食物和植物性食物在膳食中的构成比例，以及能量、蛋白质、脂肪、碳水化合物的供给量不同，将当今世界的膳食结构分为以下四种类型。

(1) 西方膳食结构 又称发达国家模式，是以西方发达国家为代表的膳食结构。粮谷类食物较少，而动物性食物和食糖占较大比例，通常人均年消费动物性食物达270kg，而粮食的直接消费量不超过60~70kg。因而膳食营养上具有高热量、高脂肪、高蛋白质的"三高"特点。这种膳食结构的优点是动物性食物占有的比例大，优质蛋白质在膳食结构中占的比例高，同时动物性食物中所含的无机盐一般利用率较高，脂溶性维生素和B族维生素含量也较高。其缺点是食糖过多，热量供应过剩，而热量过剩是"富裕型"疾病多发的重要因素。

(2) 东方膳食结构 又称发展中国家模式，是以我国为代表的东方膳食结构。以植物性食物为主，动物性食物为辅，一些经济不发达国家年人均消费谷类与薯类达200kg，肉蛋鱼不超过5kg，奶类也不多。其优点是膳食结构以谷类为主；丰富的蔬菜以及粗粮的摄入，使得人们摄入了大量的膳食纤维；豆类及豆制品的摄入补充了一部分优质蛋白质和钙。但优质蛋白质、脂肪摄入不足，营养缺乏病仍然是这些国家的主要营养问题。

(3) 日本膳食结构 以日本为代表的膳食结构，植物性食物为主，动物性食物占一定比例，动植物食物消费量比较均衡，其中植物蛋白和动物蛋白各占一半，人均年摄入粮食110kg，动物性食物135kg左右。主要特点是既有以粮食为主的东方膳食传统特点，也吸取了欧美国家膳食的长处，膳食结构合理，既保证了营养素的摄入能满足人体需要，又避免了营养缺乏症及营养过剩疾病的出现。

(4) 地中海膳食结构 是以希腊为代表，包括葡萄牙、西班牙、法国、意大利等地中海沿岸国家的膳食结构。其膳食结构特点为以使用橄榄油为主；动物蛋白以鱼类最多；水果、薯类以及蔬菜摄入量高；饮酒以红葡萄酒为主。地中海膳食结构饱和脂肪酸摄入量低，不饱和脂肪酸摄入量高，膳食含大量碳水化合物，心脑血管疾病发生率很低。

3. 中国居民传统的膳食结构

(1) 中国居民膳食结构特点 中国居民的传统膳食以植物性食物为主，谷类、薯类和蔬菜的摄入量较高，肉类的摄入量比较低，豆制品总量不高且随地区不同而异，奶类消费量在大多数地区不多。中国居民传统膳食的特点如下。

① 高碳水化合物。膳食结构以谷类为主。我国南方居民多以大米为主食，北方以小麦粉为主，谷类食物的供能比例占70%以上。谷类食品中碳水化合物含量高，而碳水化合物是热能最经济、最主要的来源。

② 高膳食纤维。丰富的蔬菜以及粗粮的摄入，使得人们摄入了大量的膳食纤维，这是我国传统膳食具备的优势之一。

③ 低动物脂肪。我国居民传统的膳食中动物性食物的摄入量很少，动物脂肪的供能比例一般在10%以下。

此外，中国居民膳食中豆类及豆制品的摄入也能补充一部分优质蛋白质和钙。饮茶、吃水果、甜食少，减少了糖的过多摄入。丰富的调料，如葱、姜、蒜、辣椒、醋等含有的葱辣素、蒜素、苹果酸、醋酸等物质，具有杀菌、降脂、增加食欲、帮助消化等诸多功能。

(2) 中国居民膳食结构存在的主要问题 随着国民经济的发展和人们生活水平的改善，我国居民膳食结构发生了很大的变化。中国传统的以植物性食物为主的膳食模式正在向动物性食物为主的膳食模式转变。

① 仍处于"高谷物"膳食类型。中国居民膳食结构仍以粮谷类食物为主，总体营养水平偏低。高谷类膳食易导致优质蛋白质摄入不足，同时也是造成铁、钙、锌等矿物质缺乏的主要原因。谷类食物精加工过度，全谷中B族维生素、矿物质、膳食纤维也

易随之流失。

② 动物性食物摄入不合理。我国人均动物性食物及油脂摄入大幅升高，且动物性食物中畜肉比例较高，缺乏瘦牛肉、瘦羊肉、鱼等动物性食物。畜肉中脂肪含量较多，特别是饱和脂肪酸含量较高，摄入过多易造成能量和脂肪超限，引起肥胖，并且导致糖尿病、高血压等慢性疾病发病率逐渐升高。

③ 蔬菜、水果、豆类、奶类仍处于较低水平。新鲜蔬菜、水果类、乳类、豆及豆制品是平衡膳食的重要组成部分。不同食物来源提供不同的营养素，对于膳食平衡及各类疾病预防有着不同的作用。目前，我国居民蔬菜摄入量偏少，水果摄入长期不足，豆类和奶类产品摄入量有限。

④ 食盐摄入过高。我国居民每人每天食盐摄入量平均13.5g，这与世界卫生组织在关于防治高血压、冠心病的建议中提出的每人每天食盐摄入量在5g以下的标准相差太远。

⑤ 不科学不合理的消费习惯仍然存在。在传统烹饪中，烹调用油摄入量过多，精制糖摄入仍较高，白酒的消耗量过多，这些不良饮食习惯将加大慢性疾病的风险。另外，铺张浪费、不文明就餐等现象也普遍存在，饮食安全问题时有发生。

二、营养调查

营养调查是指对人群的营养状况进行调查，是研究人群营养状况的重要方法，包括膳食调查、临床检查、人体测量和营养水平实验室检查等。一个地区或国家的营养调查结果可为该地区或国家制定营养标准、食物生产加工和供应提供具体资料；针对存在的问题提供有根据的改进意见；为医疗预防机构提供营养过剩或营养缺乏病的诊断和治疗的依据。中国于1959年首次进行过全民的抽样营养调查，此后，每四年进行一次全国营养调查。调查得到了全国及各省居民营养素摄入量、食物结构、营养缺乏症、营养过剩等情况的科学资料。

1. 膳食调查

调查各种食物的摄入量，再根据"食物成分表"计算出每日每人各种营养素的摄入量，以便对膳食进行评价。常用的有询问法、记账法、称重法和化学分析法。根据膳食调查得出每人每日营养素摄入量后，并计算热能及蛋白质主要来自哪些食物、优质蛋白质（豆类、动物性食品）所占比例等，据此可对居民膳食作出评价。

2. 临床检查

主要检查营养缺乏或过剩引起的症状、体征。营养缺乏的症状和体征比较复杂，轻度缺乏或不足时症状轻微，体征不典型，而且有的症状和体征并不特异，须与其他疾病鉴别。故此项检查应由临床医师或营养工作者进行。

3. 人体测量

主要是检查体重、身高、胸围、头围、坐高、上臂围、下腿围、骨盆径等各项人体测量指标,并计算出各种人体测量系数,用来评价较长时期内的营养状况好坏。

4. 营养水平实验室检查

营养缺乏病在出现症状以前,往往先有生理和生物化学改变。因此,生理生化指标实验室检查可以查出早期营养缺乏或过剩的情况,如测血液中营养成分的浓度;测尿排出的营养成分或代谢产物;测血或尿中异常代谢产物;测头发中微量元素,如锌、铜、铁等;测与营养素摄入有关的血液成分或酶;进行负荷、饱和实验,如水溶性维生素的负荷、饱和实验,放射性核素实验和暗适应、应激等生理功能实验等。

根据上述四方面结果,不仅要对每项进行评价,还要综合评定,以得出较为确切的结论,并对单位、个人及政府有关部门提出情况报告及改善建议。

三、膳食指南

膳食指南是由营养健康权威机构为某地区或国家的普通民众发布的指导性意见,以营养学原则为基础,结合本国或本地的实际情况,以促进合理营养、改善健康状况为目的,指导国民如何明智而可行地选择食物、调整膳食。膳食指南的作用一方面在于引导居民合理消费食物,保护健康;另一方面,这些原则可以成为政府发展食物生产及规划、满足居民合理消费食物的根据。

1989年10月由中国营养学会常务理事会制定并发布了我国的膳食指南。1997年,中国营养学会专家根据国人的膳食特点制定了《中国居民膳食指南》。2022年修订后的膳食指南中一般人群膳食指南推荐条目包括:

平衡膳食
八准则

《中国学龄
儿童膳食指
南》核心
推荐

1. 食物多样,合理搭配

平衡膳食模式是最大程度上保障人体营养需要和健康的基础,食物多样是平衡膳食模式的基本原则。坚持谷类为主的平衡膳食模式,每天的膳食应包括谷薯类、蔬菜水果类、畜禽鱼蛋奶类、豆类食物。每天摄入谷薯类食物200~300g,其中包含全谷物和杂豆类50~150g,薯类50~100g。

2. 吃动平衡,健康体重

体重是评价人体营养和健康状况的重要指标,吃和动是保持健康体重的关键。各个年龄段人群都应坚持天天运动、维持能量平衡、保持健康体重。体重过低和过高均易增加疾病发生的风险。坚持日常身体活动,每周至少5天中等强度身体活动,累计150min以上;每天主动身体活动6000步。减少久坐时间,鼓励适当进行高强度有氧运动,加强抗阻运动,每周2~3天。

3. 多吃蔬果、奶类、全谷、大豆

蔬菜、水果、奶类和大豆及制品是平衡膳食的重要组成部分,坚果是膳食的有益补充。蔬菜和水果是维生素、矿物质、膳食纤维和植物化学物的重要来源,奶类和大豆类富含钙、优质蛋白质和B族维生素，对降低慢性病的发病风险具有重要作用。提倡餐餐有蔬菜，保证每天摄入不少于300g的新鲜蔬菜，深色蔬菜应占1/2。天天吃水果，保证每天摄入200～350g的新鲜水果，果汁不能代替鲜果。吃各种奶制品，摄入量相当于每天液态奶300mL。经常吃全谷物、大豆制品，适量吃坚果。

4. 适量吃鱼、禽、蛋、瘦肉

鱼、禽、蛋和瘦肉可提供人体所需要的优质蛋白质、维生素A、B族维生素等，动物性食物优选鱼和禽类，鱼和禽类脂肪含量相对较低。鱼、禽、蛋和瘦肉摄入要适量，平均每天120～200g。鱼类含有较多的不饱和脂肪酸，每周最好吃鱼2次或300～500g。蛋类各种营养成分齐全，每周推荐摄入300～350g。吃畜禽肉应选择瘦肉，瘦肉脂肪含量较低，每周推荐摄入300～500g。少吃深加工肉制品，优先选择鱼类，不吃肥肉、烟熏和腌制肉制品。

5. 少盐少油，控糖限酒

我国多数居民目前食盐、烹调油和脂肪摄入过多，这是高血压、肥胖和心脑血管疾病等慢性病发病率居高不下的重要因素，因此应当培养清淡饮食习惯，成人每天食盐不超过5g，每天烹调油25～30g。过多摄入添加糖可增加龋齿发生超重的风险，控制添加糖的摄入量，每天不超过50g，最后控制在25g以下。反式脂肪酸每天摄入量不超过2g。

6. 规律进餐，足量饮水

合理安排一日三餐，定时定量，不漏餐，每天吃早餐。规律进餐、饮食适度，不暴饮暴食、不偏食挑食、不过度节食。水在生命活动中发挥重要作用，应当足量饮水，少量多次。温和气候条件下，低身体活动水平成年男性每天饮水1700mL，成年女性每天饮水1500mL。推荐喝白水或茶水，不喝或少喝含糖饮料，不用饮料代替白水。

7. 会烹会选，会看标签

认识食物，选择新鲜的、营养素密度高的食物。学会阅读食品标签，合理选择预包装食品。学习烹饪、传承传统饮食、享受食物天然美味。在外就餐，不忘适量与平衡。

8. 公筷分餐，杜绝浪费

选择新鲜卫生的食物、不食用野生动物。食物制备生熟分开，熟食二次加热要热透。讲究卫生，从分餐公筷做起。珍惜食物，按需备餐，提倡分餐不浪费，做可持续食物系统发展的践行者。

四、膳食宝塔

中国居民平衡膳食宝塔（图3.1）由中国营养学会推出，根据中国居民膳食指南，结合中国居民的膳食把平衡膳食的原则转化成各类食物的重量，便于大家在日常生活中实行。平衡膳食宝塔提出了一个营养上比较理想的膳食模式。它所建议的食物量，特别是奶类和豆类食物的能量可能与大多数人当前的实际膳食还有一定的距离，对某些贫困地区来讲可能距离还很远，但为了改善中国居民的膳食营养状况，这是不可或缺的。应把它看作是一个奋斗目标，努力争取，逐步达到。

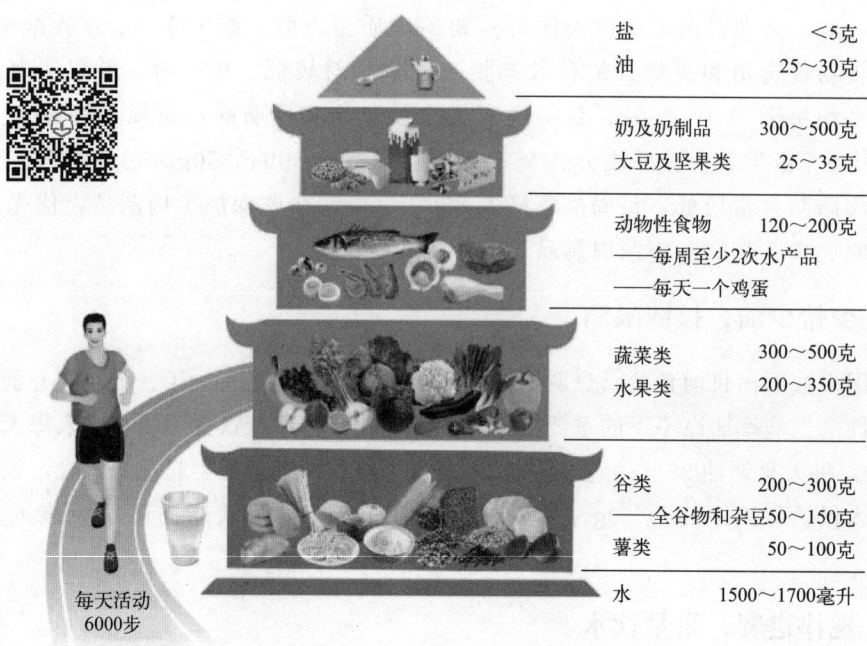

图 3.1　中国居民平衡膳食宝塔（2022）

1. 中国居民平衡膳食宝塔的内容

中国居民平衡膳食宝塔（Chinese Food Guide Pagoda，以下简称"宝塔"）是根据《中国居民膳食指南（2022）》的准则和核心推荐，把平衡膳食原则转化为各类食物的数量和所占比例的图形化表示。

中国居民平衡膳食宝塔形象化的组合，遵循了平衡膳食的原则，体现了在营养上比较理想的基本食物构成。宝塔共分 5 层，各层面积大小不同，体现了 5 大类食物和食物量的多少。5 大类食物包括谷薯类、蔬菜水果、畜禽鱼蛋奶类、大豆和坚果类以及烹调用油盐。食物量是根据不同能量需要量水平设计，宝塔旁边的文字注释，标明了在 1600~2400kcal 能量需要量水平时，一段时间内成年人每人每天各类食物摄入量的建议值范围。

（1）第一层谷薯类食物　谷薯类是膳食能量的主要来源（碳水化合物提供总能量的 50%~65%），也是多种微量营养素和膳食纤维的良好来源。膳食指南中推荐 2 岁以上健康人群的膳食应做到食物多样、合理搭配。谷类为主是合理膳食的重要特征。

在1600～2400kcal能量需要量水平下的一段时间内，建议成年人每人每天摄入谷类200～300g，其中包含全谷物和杂豆类50～150g；另外，薯类50～100g（从能量角度，相当于15～35g大米）。

谷类、薯类和杂豆类是碳水化合物的主要来源。谷类包括小麦、稻米、玉米、高粱等及其制品，如米饭、馒头、烙饼、面包、饼干、麦片等。全谷物保留了天然谷物的全部成分，是理想膳食模式的重要组成，也是膳食纤维和其他营养素的来源。杂豆包括大豆以外的其他干豆类，如红小豆、绿豆、芸豆等。我国传统膳食中整粒的食物常见的有小米、玉米、绿豆、红豆、荞麦等，现代加工产品有燕麦片等，因此把杂豆与全谷物归为一类。2岁以上人群都应保证全谷物的摄入量，以此获得更多营养素、膳食纤维和健康益处。薯类包括马铃薯、红薯等，可替代部分主食。

(2) 第二层蔬菜水果 蔬菜水果是膳食指南中鼓励多摄入的两类食物。在1600～2400kcal能量需要量水平下，推荐成年人每天蔬菜摄入量至少达到300g，水果200～350g。蔬菜水果是膳食纤维、微量营养素和植物化学物的良好来源。蔬菜包括嫩茎、叶、花菜类、根菜类、鲜豆类、茄果瓜菜类、葱蒜类、菌藻类及水生蔬菜类等。深色蔬菜是指深绿色、深黄色、紫色、红色等有颜色的蔬菜，每类蔬菜提供的营养素略有不同，深色蔬菜一般富含维生素、植物化学物和膳食纤维，推荐每天占总体蔬菜摄入量的1/2以上。

水果多种多样，包括仁果、浆果、核果、柑橘类、瓜果及热带水果等。推荐吃新鲜水果，在鲜果供应不足时可选择一些含糖量低的干果制品和纯果汁。

(3) 第三层鱼、禽、肉、蛋等动物性食物 鱼、禽、肉、蛋等动物性食物是膳食指南推荐适量食用的食物。在1600～2400kcal能量需要量水平下，推荐每天鱼、禽、肉、蛋摄入量共计120～200g。

新鲜的动物性食物是优质蛋白质、脂肪和脂溶性维生素的良好来源，建议每天畜禽肉的摄入量为40～75g，少吃加工类肉制品。目前我国汉族居民的肉类摄入以猪肉为主，且增长趋势明显。猪肉含脂肪较高，应尽量选择瘦肉或禽肉。常见的水产品包括鱼、虾、蟹和贝类，此类食物富含优质蛋白质、脂类、维生素和矿物质，推荐每天摄入量为40～75g，有条件可以优先选择。蛋类包括鸡蛋、鸭蛋、鹅蛋、鹌鹑蛋、鸽子蛋及其加工制品，蛋类的营养价值较高，推荐每天1个鸡蛋（相当于50g左右），吃鸡蛋不能丢弃蛋黄，蛋黄含有丰富的营养成分，如胆碱、卵磷脂、胆固醇、维生素A、叶黄素、锌、B族维生素等，无论对多大年龄人群都具有健康益处。

(4) 第四层奶类、大豆和坚果 奶类和豆类是鼓励多摄入的食物。奶类、大豆和坚果是蛋白质和钙的良好来源，营养素密度高。在1600～2400kcal能量需要量水平下，推荐每天应摄入至少相当于鲜奶300g的奶类及奶制品。在全球奶制品消费中，我国居民摄入量一直很低，多吃各种各样的乳制品，有利于提高乳类摄入量。

大豆包括黄豆、黑豆、青豆，其常见的制品如豆腐、豆浆、豆腐干及千张等。坚果包括花生、葵花子、核桃、杏仁、榛子等，部分坚果的营养价值与大豆相似，富含必需脂肪酸和必需氨基酸。推荐大豆和坚果摄入量共为25～35g，其他豆制品摄入量需按蛋白质含量与大豆进行折算。坚果无论作为菜肴还是零食，都是食物多样化的良好选择，建议每周摄入70g左右（相当于每天10g左右）。

(5) 第五层烹调油和盐 油盐作为烹饪调料必不可少，但建议尽量少用。推荐成年人平均每天烹调油不超过25~30g，食盐摄入量不超过5g。按照DRIs的建议，1~3岁人群膳食脂肪供能比应占膳食总能量35%；4岁以上人群占20%~30%。在1600~2400kcal能量需要量水平下脂肪的摄入量为36~80g。其他食物中也含有脂肪，在满足平衡膳食模式中其他食物建议量的前提下，烹调油需要限量。按照25~30g计算，烹调油提供10%左右的膳食能量。烹调油包括各种动植物油，植物油如花生油、大豆油、菜籽油、葵花籽油等，动物油如猪油、牛油、黄油等。烹调油也要多样化，应经常更换种类，以满足人体对各种脂肪酸的需要。

我国居民食盐用量普遍较高，食盐摄入量与高血压关系密切，限制食盐摄入量是我国长期行动目标。除了少用食盐外，也需要控制隐形高盐食品的摄入量。

酒和添加糖不是膳食组成的基本食物，烹饪使用和单独食用时也都应尽量避免。

(6) 身体活动和饮水 身体活动和水的图示仍包含在可视化图形中，强调增加身体活动和足量饮水的重要性。水是膳食的重要组成部分，是一切生命活动必需的物质，其需要量主要受年龄、身体活动、环境温度等因素的影响。低身体活动水平的成年人每天至少饮水1500~1700mL(7~8杯)。在高温或高身体活动水平的条件下，应适当增加饮水量。饮水不足或过多都会对人体健康带来危害。来自食物中的水分和膳食汤水大约占1/2，推荐一天中饮水和整体膳食（包括食物中的水，汤、粥、奶等）水摄入共计2700~3000mL。

身体活动是能量平衡和保持身体健康的重要手段。运动或身体活动能有效地消耗能量，保持精神和机体代谢的活跃性。鼓励养成天天运动的习惯，坚持每天多做一些消耗能量的活动。推荐成年人每天进行至少相当于快步走6000步以上的身体活动，每周最好进行150min中等强度的运动，如骑车、跑步、庭院或农田的劳动等。一般而言，低身体活动水平的能量消耗通常占总能量消耗的1/3左右，而高身体活动水平者可高达1/2。加强和保持能量平衡，需要通过不断摸索，关注体重变化，找到食物摄入量和运动消耗量之间的平衡点。

2. 中国居民平衡膳食宝塔的应用

(1) 确定适合自己的能量水平 膳食宝塔中建议的每人每日各类食物适宜摄入量范围适用于一般健康成人，在实际应用时要根据个人年龄、性别、身高、体重、劳动强度、季节等情况适当调整。年轻人、身体活动强度大的人需要的能量高，应适当多吃些主食；年老、活动少的人需要的能量少，可少吃些主食。

能量是决定食物摄入量的首要因素，一般来说人们的进食量可自动调节，一个人的食欲得到满足时，对能量的需要也就会得到满足。但由于人们膳食中脂肪摄入的增加和日常身体活动减少，许多人的能量摄入超过了自身的实际需要。对于正常成人群，体重是判定能量平衡的最好指标，每个人应根据自身的体重及变化适当调整食物的摄入，主要应调整的是含能量较多的食物。

（2）**根据自己的能量水平确定食物需要** 膳食宝塔建议的每人每日各类食物适宜摄入量范围适用于一般健康成年人，按照不同的能量水平分别建议了14类食物的摄入量，应用时要根据自身的能量需要进行选择。

（3）**食物同类互换，调配丰富多彩的膳食** 应用膳食宝塔可把营养与美味结合起来，按照同类互换、多种多样的原则调配一日三餐。

（4）**要因地制宜充分利用当地资源** 我国幅员辽阔，各地的饮食习惯及物产不尽相同，只有因地制宜充分利用当地资源才能有效地应用膳食宝塔。例如牧区奶类资源丰富，可适当提高奶类摄入量；渔区可适当提高鱼及其他水产品摄入量；农村山区则可利用山羊奶以及花生、瓜子、核桃、玉米等资源。在某些情况下，由于地域、经济或物产所限无法采用同类互换时，也可以暂用豆类代替乳类、肉类；或用蛋类代替鱼、肉；不得已时也可用花生、瓜子、玉米、核桃等代替大豆或肉、鱼、奶等动物性食物。

（5）**要养成习惯** 膳食对健康的影响是长期的结果。应用膳食宝塔需要自幼养成习惯，并坚持不懈，才能充分体现其对健康的重大促进作用。

（6）**各食物所需所占百分比** 为了保持身体健康，必须保证每日三餐、按时进食；在每日摄入的总能量中，早、中、晚餐的能量应当分别占30%、40%和30%左右。谷类在每日食物摄入量中占33%左右，蔬菜水果类在每日食物摄入量中占31%左右，蛋肉鱼类在每日食物摄入量中占20%左右，奶豆类在每日食物摄入量中占12%左右，油脂类在每日食物摄入量中占4%左右。

3. 中国居民平衡膳食餐盘

中国居民平衡膳食餐盘（Food Guide Plate）（图3.2）是按照平衡膳食原则，描述了一个人一餐中膳食的食物组成和大致比例。餐盘更加直观，一餐膳食的食物组合搭配轮廓清晰明了。

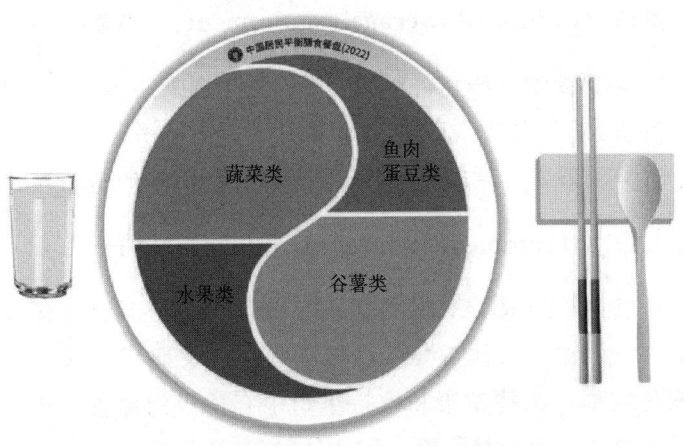

图3.2 中国居民平衡膳食餐盘（2022）

餐盘分成4部分,分别是谷薯类、动物性食物和富含蛋白质的大豆及其制品、蔬菜和水果,餐盘旁的一杯牛奶提示其重要性。此餐盘适用于2岁以上人群,是一餐中食物基本构成的描述。

与膳食平衡宝塔相比,平衡膳食餐盘更加简明,给大家一个框架性认识,用传统文化中的基本符号,表达阴阳形态和万物演变过程中的最基本平衡,一方面更容易记忆和理解,另一方面也预示着一生中天天饮食,错综交变,此消彼长,相辅相成的健康生成自然之理。2岁以上人群都可参照此结构计划膳食,即便是对素食者而言,也很容易将肉类替换为豆类,以获得充足的蛋白质。

五、膳食营养素参考摄入量

膳食营养素参考摄入量(dietary reference intakes,DRIs)是指为满足人群健康个体基础营养所需的能量和特定膳食营养素参考摄入量,它是在推荐的膳食营养素供给量(recommended dietary allowance,RDA)的基础上发展起来的一组每日平均膳食营养素摄入量的参考值。《中国居民膳食营养参考摄入量》由中国营养学会组织编撰,汇集了国内外营养学领域的最新科研成果和科学共识,用于指导中国居民合理摄入膳食营养素,预防营养缺乏和过量,降低慢性病发生的风险。其内容包括DRIs的概念、制定方法及其应用,并系统介绍了能量、宏量营养素、维生素、矿物质等营养素的性质、功能以及推荐摄入量,同时还充实了预防非传染性慢性病的研究资料,增加了有关植物化合物的性质、生物学作用等内容。DRIs适用于营养科技人员对中国居民群体或个体进行膳食营养评价;也可为管理者制定国家食物营养发展规划和营养相关标准提供科学依据,对营养食品的研发和评价也具有重要的参考价值。

初期的DRIs包括平均需要量(EAR)、推荐摄入量(RNI)、适宜摄入量(AI)和可耐受最高摄入量(UL)四个指标。随着营养学领域的发展和研究,DRIs在之前的基础上,又增加了三个与慢性非传染性疾病有关的指标。

1. 平均需要量(estimated average requirement,EAR)

EAR是根据个体需要量的研究资料制定的,是根据某些指标判断可以满足某一特定性别、年龄及生理状况群体中50%个体需要量的摄入水平。这一摄入水平不能满足群体中另外50%个体对该营养素的需要。EAR是制定RDA的基础。

2. 推荐摄入量(recommended nutrient intake,RNI)

RNI相当于传统使用的RDA,是可以满足某一特定性别、年龄及生理状况群体中绝大多数(97%~98%)个体需要量的摄入水平。长期摄入RNI水平,可以满足身体对该营养素的需要,保持健康和维持组织中有适当的储备。RNI的主要用途是作为个体每日摄入该营养素的目标值。RNI是以EAR为基础制定的。如果已知EAR的标准差,则RNI定为EAR加两个标准差,即RNI=EAR+2SD。如果关于需要量变异的资料不够充分,不能计算SD时,一般设EAR的变异系数为10%,这样

RNI=1.2×EAR。

3. 适宜摄入量（adequate intakes，AI）

在个体需要量的研究资料不足，不能计算 EAR，因而不能求得 RNI 时，可设定适宜摄入量（AI）来代替 RNI。AI 是通过观察或实验获得的健康人群某种营养素的摄入量。例如纯母乳喂养的足月产健康婴儿，从出生到 4～6 个月，他们的营养素全部来自母乳。母乳中供给的营养素量就是他们的 AI 值，AI 的主要用途是作为个体营养素摄入量的目标。AI 与 RNI 的相似之处是二者都用作个体摄入的目标，能满足目标人群中几乎所有个体的需要。AI 和 RNI 的区别在于 AI 的准确性远不如 RNI，因此使用 AI 时要比使用 RNI 更加小心。

4. 可耐受最高摄入量（tolerable upper intake level，UL）

UL 是平均每日可以摄入某营养素的最高量，这个量对一般人群中几乎所有个体都不至于损害健康。如果某营养素的毒副作用与摄入总量有关，则该营养素的 UL 是依据食物、饮水及补充剂提供的总量而定。如毒副作用仅与强化食物和补充剂有关，则 UL 依据这些来源来制定。

5. 宏量营养素可接受范围（AMDR）

宏量营养素可接受范围指的是三大宏量营养素蛋白质、脂肪和碳水化合物理想的摄入量范围，这个范围可以满足宏量营养素的需要，而且有利于降低慢性病发生的风险，常常用占能量摄入量的百分比表示。

6. 预防非传染性慢性病的建议摄入量（PI-NCD）

膳食营养素摄入量过高或过低导致如肥胖、糖尿病等慢性疾病的发生。预防非传染性慢性病的建议摄入量，简称建议摄入量（PI），是为了非传染性慢性病（NCD）的一级预防而提出的必需营养素的摄入量。当 NCD 易感人群某些营养素的数量接近或达到 PI 时，可以降低发生 NCD 的风险。

7. 特定建议值（SPL）

此指标专门用于营养素以外的其他食物成分，当个人每日膳食中这些食物成分摄入量达到此建议值时，有利于维护机体健康。

技能训练七　人体体格测量与评价

【技能描述】

通过测量身高、体重及体形方面的测量参数，进行科学评价，可作为评价机体营养状况的基本资料,并能较客观地反映人群和个体生长发育的水平及体质的状况。

【训练准备】

1. 仪器准备:身高计、体重计、卷尺、皮褶厚度计等体格测量仪器。
2. 相关表格:体质测量记录表、统计表格。
3. 相关标准。

【训练流程】

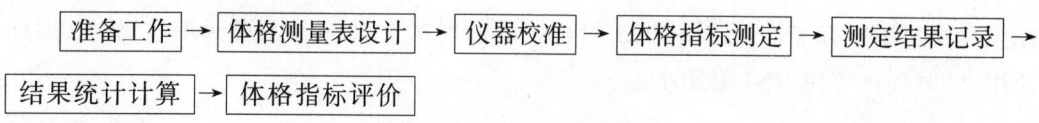

【训练步骤】

1. 体格测量

(1) 体重测量:被测者在测量之前1小时内禁食,排空尿液粪便。测量时脱去衣服、帽子和鞋袜,只着背心(或短袖衫)和短裤,安定地站(坐或卧)于秤盘中央。读数以kg为单位,记录至小数点后两位。

(2) 身高测量:测量身高应当固定时间。一般在上午10时左右,此时身高为全日的中间值。

(3) 胸围测量:成人取立位,两手自然平放或下垂。皮卷尺测量绕胸一周,取平静呼吸时的中间数,读至0.1cm。

(4) 腰围测量:被测者自然站立,取肋下缘最底部和髂前上棘最高点,连线中点,以此中点将卷尺水平围绕腰一周,在被测者呼气末,记录读数。

(5) 臀围测量:被测者自然站立,测耻骨联合和背后臀大肌最凸处。

(6) 上臂围测量:左臂自然下垂,用软尺先测出上臂中点的位置,然后测上臂中点的周长。

(7) 皮褶厚度测量:测量一定部位的皮褶厚度可以表示或计算体内脂肪量。主要测量其肱三头肌处皮褶厚度、肩胛下角皮褶厚度、腹部三个指标。

① 肱三头肌部:左上臂背侧中点上约2cm处。测量者立于被测者的后方,使被测者上肢自然下垂,测定者以左手拇指及食指将皮肤连同皮下组织捏起,然后从拇指下测量1cm左右之皮脂厚度。

② 肩胛下部:左肩胛骨下角下方约2cm处。上肢自然下垂,与水平成45°角测量。

③ 腹部:用左手拇指及食指将距脐左方1cm处的皮肤连同皮下组织与正中线平行捏起呈皱褶,不要用力加压,在约距拇指1cm处的皮肤皱褶根部,用皮褶计测量。一般要求在一个部位测定3次,取平均值。

(8) 其他指标:根据年龄等不同生理条件,还可以测量身长、头围、坐高、臀围等其他人体体格指标。

2. 体格指标计算评价

可根据体格测量评价参考数值所列的正常参考值进行评价。除此之外，还可以用测量的数据进行必要的计算，然后进行评价。

(1) 体重指数评价

$$BMI(体重指数) = 体重(kg)/身高^2(m)$$

体重指数是常用的人体测量指标，判断标准见表3.1。

表3.1 中国成人体重指数评价表

评价	体重指数	评价	体重指数
正常	18.5～23.9	重度瘦弱	<16
超重	24～27.9	中度瘦弱	16～16.9
肥胖	≥28	轻度消瘦	17～18.4

(2) 标准体重指数评价

标准体重(kg) = 身长(cm) − 105

标准体重指数 = (实际体重 − 标准体重)/标准体重 × 100%

标准体重指数判断标准见表3.2。

表3.2 中国成人标准体重指数分级表

评价	标准体重指数	评价	标准体重指数
正常	±10%	超重	>10%
瘦弱	<−10%	肥胖	>20%
重度瘦弱	<−20%	重度肥胖	>50%

(3) 皮褶厚度评价 皮褶厚度用来表示皮下脂肪的厚度，为防止误差应选择3个或3个以上测量的部位，多选择肩胛下、肱三头肌、脐旁3个测量点，以平均值作判断标准。皮褶厚度评价表见表3.3。

表3.3 皮褶厚度评价表

性别	消瘦	正常	肥胖
男	<10mm	10～40mm	>40mm
女	<20mm	20～50mm	>50mm

(4) 腰围评价 腰围是判断腹型肥胖的常用指标。成年男性的腰围≥85cm，成年女性的腰围≥80cm就属于腹型肥胖。

(5) 腰臀比评价 腰臀比（WHR）是腰围和臀围的比值，是判定中心型肥胖的重要指标。当男性WHR大于0.9，女性WHR大于0.85，属中心型肥胖。但其分界值随年龄、性别、人种不同而异。

3. 综合评价与分析

综合获得的相关信息及评价指标，对评价对象进行综合评价。判断消瘦与肥胖及对应可能的原因，对评价对象提出适合的建议。

指标	计算结果	评价
标准体重指数		
体重指数		
腰围/cm		
腰臀比值		
综合评价		

项目二
膳食调查与评价

知识目标

1. 了解膳食调查的基本概念和主要内容。
2. 掌握膳食调查的主要方法。
3. 掌握膳食调查的步骤及结果评价。

技能目标

能采用询问法进行膳食调查与评价。

膳食调查是营养调查中重要的组成部分，成功的膳食调查可以了解人群的营养状况，有助于开展针对性的膳食干预及健康指导，提高人群的健康水平及生活质量。

一、膳食调查的概念

通过对群体或个体每天进餐次数、摄入食物的种类和数量等调查，再根据食物成分表等计算出每人每日摄入的能量及营养素的数量和质量，评价被调查对象摄入的能量与营养素满足机体需要的程度，并提出改进措施。

1. 调查对象的选择

（1）**特定人群抽样调查** 对按一定条件划分的人群进行调查，如儿童、中学生、老师、农民等的营养调查。

（2）**特定地区抽样调查** 对全国、全省、全县等特定地区范围内居民的营养状况进行抽样调查。

2. 抽样方法

（1）**简单随机抽样** 先将总体的全部观察单位编号，然后用随机的方法（随机数字表）直接从总体中抽取部分观察单位作为样本。

（2）**分层随机抽样** 先将总体内的全部观察单位按某一标志划分为若干个类型或组别（统计上称为"层"），然后再按随机原则从每一层内抽取若干个观察单位，由各层所抽取的这些单位合起来组成一个样本。

（3）**整群抽样** 将总体划分为 K 个"群"，每个"群"内包括若干个观察单位，然后"群"为初级抽样单位，从总体中随机抽取 K 个"群"，被抽取的各个"群"所包括的全部观察单位组成样本。

(4) 系统抽样 把总体中的全部调查单位按某一标志排列起来，按固定顺序和间隔抽取样本。

二、膳食调查的方法

膳食调查通常采用的方法包括称重法、记账法、询问法和食物频数法、化学分析法等。在实际工作中可根据研究目的和调查对象选择适宜的调查方法，可单独选择一种方法，也可采用多种方法，以获得尽可能全面、准确的调查资料。

1. 称重法

称重法也称为称量法，是指通过准确称量掌握调查对象在调查期间（4~7 天）每日每餐各种食物的消耗量，从而计算出每人每日的营养素摄入量。称重法可用于集体食堂、单位、家庭及个人的膳食调查。

2. 记账法

记账法是指通过记录一定时期内的食物消耗总量，并根据同一时期进餐人数，计算每人每日对各种食物的平均摄入量。该方法耗费人力少，适用于家庭调查，也适用于幼儿园、中小学或部队的调查。

(1) 记账法的原理 记账法多用于建有伙食账目的集体食堂等单位，根据该单位每日购买食物的发票和账目、就餐人数的记录，计算出平均每人每日的食物消耗量，再按照食物成分表或营养计算软件计算出这些食物所供给的能量和营养素数量。

(2) 记账法的特点 通过查账的方式进行膳食调查。记账法操作简单，所用费用低，人力少，可调查较长时间的膳食，如 1 个月、1 个季度或 1 年甚至更长时间，适用于大样本。但记账法的调查结果只能得到集体的人均摄入量，无法精确到个人的食物摄入数据，不能反映某一个体的实际摄入水平和个体间的差异。

(3) 记账法工作程序

① 建立膳食管理账目。包括登记进餐人数和记录食物消耗量，集体调查要记录每日每餐进餐人数，以计算总人日数。记录食物消耗量可用食物消耗量登记表计算，见表 3.4。调查前需记录（现存）库存的食物量，调查过程中详细记录各种食物的采购量，调查结束时记录剩余（库存）的食物量。

$$食物消耗量 = 调查前的库存量 + 采购量 - 调查结束时的库存量$$

表 3.4 食物消耗量登记表

调查日期：	单位名称：	地址：		电话：
食物名称	大米	猪肉	鱼	白菜	……
调查前的库存量/g					
调查过程中的采购量/g					
调查结束时的剩余数量/g					
调查期间的食物实际消耗量/g					

② 计算每人每日食物消耗量。对于有伙食账目的集体单位，可查阅过去一定时期内全体人员的食物消耗量，并除以同一时期的进餐人日数，算出平均每人每日各种食物的摄入量。

③ 整理膳食调查资料。将调查资料按照调查目的进行分类和整理。

④ 计算。一般根据调查目的进行膳食资料计算。如能量和营养素摄入量的计算、能量来源分布计算等。

⑤ 对膳食调查数据进行分析与评价。

⑥ 撰写膳食调查报告。

(4) 记账法的注意事项

① 应详细了解和记录进餐人员的性别、年龄、活动强度及生理状态。

② 调查记录某种食物的重量（毛重），可以按食物成分表中各种食物的"食部"转换成可食部数量。

③ 调查期间还需登记零食、杂粮等，容易被遗漏。

3. 询问法（24 小时回顾法）

询问法又称为 24 小时回顾法，是通过询问的方式，让调查对象尽可能准确地回顾调查前一天 24 小时内的食物消耗情况，一般连续调查 3 天，常用于个人的膳食调查和评价。

询问法是通过询问的方法，使被调查对象回顾和描述在调查时刻前 24 小时内摄入的所有食物的数量和种类，借助食物模型、家用量具或实物图谱对其食物摄入进行计算和评价。

询问法通过询问进行膳食调查，调查人员要求具备一定的询问技巧和熟悉相关食品知识才能获得比较准确的结果。询问法方便、快捷；所用时间短，调查对象不需要太高文化；面对面进行调查，应答率较高。但询问法调查对象的回答依赖于短期记忆，膳食调查结果相对粗糙；对调查人员应进行严格培训，否则调查人员之间的差别很难标准化。误差主要原因是调查对象对食物量的判断不准确，易出现漏报、误报等。

询问法工作程序主要分为以下步骤。

(1) 调查前准备工作　包括了解市场上主、副食品的供应品种及价格的市场调查；了解食物生熟比值和体积之间的关系，能根据食物体积准确估计食物的重量；调查表设计等。调查表设计首先要明确调查对象、调查时间、地区等基本信息，还应包含如下内容：

① 食物名称：指调查对象在过去 24 小时内进食的所有食物的名称。可以是主食、菜名、水果、小吃等名称。

② 原料名称：指前述食物名称中所列食物的各种原料名称。如面条的原料是面粉，尖椒炒肉的原料是辣椒和猪肉。原料名称是计算各种营养素摄入量的依据，各种食物所含的营养素可以通过食物成分表查得。

③ 原料编码：指食物成分表中各种原料的编码。每种食物原料应和唯一的编码对应。

④ 原料质量：指各种原料的实际摄入量（g）。由调查对象回忆过去 24 小时内进食的各种食物的原料质量。

⑤ 进餐时间：通常分为早餐、午餐、晚餐以及上午小吃、下午小吃和晚上小吃。

⑥ 进餐地点：指进食每餐以及各种小吃的地点。如在家、单位、学校、饭馆、摊点等。

询问法调查表如表 3.5 所示。

表 3.5 询问法调查表

姓名：	性别：	年龄：	电话：	住址：	调查日期：	
餐次	食物名称	原料名称	原料编码	原料质量	进餐时间	进餐地点
早餐						
中餐						
晚餐						

(2) 入户调查 常用开放式调查表进行面对面询问。询问法要求每个调查对象准确回顾和描述 24 小时内所摄入的所有食物的种类和数量（包括外出就餐所消耗的食物）。一般从调查前的最后一餐开始向前回顾 24 小时。调查人员填写调查表。

(3) 整理膳食调查资料 将调查资料按照调查目的进行分类和整理。

(4) 计算 一般根据调查目的进行膳食资料计算。如能量和营养素摄入量的计算、能量来源分布计算等。

(5) 对膳食调查数据进行分析与评价。

(6) 撰写膳食调查报告。

询问法的注意事项有：①调查人员必须明确调查目的，态度诚恳，在调查过程中善于沟通，举止文明、大方。②调查时调查人员应佩戴或携带有效证件，遵守预约时间并尊重调查对象的习俗。③引导调查对象从最后一餐开始回顾，按时间向前推进。详细询问，认真填写调查表。力求不遗漏、不多报或少报。④每次入户调查时间控制在 20~40min 范围内。⑤以是否能够有效配合膳食调查为依据，年龄太小的儿童或年龄太大的老人不宜作为 24 小时回顾法的调查对象，因此此方法不适合 7 岁以下的儿童和 75 岁及以上的老人。⑥24 小时回顾调查法应连续进行 3 天或 3 天以上。

4. 食物频率法

食物频率法是以问卷调查的形式获得一定时期内所摄入食物的种类和次数的方法。常被用于了解一定时期内各种食物的平均摄入量，以研究既往膳食习惯与某些慢性疾病的关系。

三、膳食调查的结果评价

1. 膳食调查资料的收集与整理

膳食调查资料的收集、整理是膳食调查结果评价的前提和依据，尤其是个体膳食调查资料的整理对群体营养状况评价是必不可少的。通常分为个体数据的收集、分类及整理和群体数据的收集、分类及整理。

2. 膳食结构的评价

膳食结构评价只适用于具有人群代表性和时间代表性的大样本或大规模的膳食调查。膳食结构的评价可参考平衡膳食宝塔的模式进行。平衡膳食宝塔是膳食指南的量化和形象化表达，是中国居民的理想膳食模式。

3. 能量和营养素摄入量的评价

应用中国居民膳食营养素参考摄入量（DRIs）对个体和群体的能量和营养素摄入量进行评价。

4. 能量来源分布评价

能量来源分布评价一般包括食物来源和营养素来源分布评价。能量的主要食物来源为谷类、薯类、杂豆类、动物性食物等。在能量的三大营养素来源中，一般建议碳水化合物的供能比为50%～65%、脂肪的供能比为25%～30%、蛋白质的供能比为11%～15%。膳食调查的评价一般应进行能量的营养素来源的评价。

5. 蛋白质的来源分布评价

对膳食蛋白质的评价要从数量及质量上进行分析评价。正常成年人应在蛋白质供给数量充足的基础上，优质蛋白质（动物性蛋白质及豆类蛋白质）摄入量占总蛋白质的三分之一以上。特殊生理人群（如妊娠期妇女、乳母等）的优质蛋白质比例有相应的要求。

6. 能量餐次分配评价

中国居民的饮食习惯为一日三餐。成年人三餐的能量分配比例为早餐25%～30%、午餐35%～45%、晚餐25%～35%。特殊人群可酌情调整分配比例。

7. 膳食调查的结果评价实例

以下以成年男子一日食谱为例，见表3.6，对食谱进行评价。

表3.6 成年男子一日食谱

餐次	食物名称	食材及用量
早餐	小米红薯粥	小米40g，红薯100g
	花卷	面粉150g
	肉末豆腐	豆腐（南）30g
		猪肉（肥）10g
		豆油6g
	牛奶	牛奶250g

餐次	食物名称	食材及用量
午餐	苞谷饭	大米 150g
		玉米面(黄)30g
	芹菜肉丝	猪肉(腿)80g
		芹菜 100g
		青椒 20g
		青蒜 5g
		葵花籽油 8g
	蒜泥菠菜	菠菜(赤根菜)100g
		大蒜 5g
		葵花籽油 7g
	苹果	苹果 150g
晚餐	米饭	大米 120g
	炖牛肉	牛肉(肥瘦)70g
		香菇(鲜)50g
		番茄 50g
		马铃薯 120g
		豆油 6g
	芙蓉蛋	鸡蛋 70g
	白菜胡萝卜(白灼)	大白菜 100g
		胡萝卜(红)50g
		豆油 3g
	梨	梨 150g

(1) 按类别将食物归类排序,看食物种类是否齐全 食材分类见表3.7。

表3.7 食材分类表

食物种类	食材及用量
谷薯类	小米 40g、红薯 100g、面粉 150g、大米 270g、玉米面 30g
蔬菜水果	青椒 20g、芹菜 100g、番茄 50g、菠菜 100g、香菇 50g、马铃薯 120g、白菜 100g、胡萝卜 50g、青蒜 5g、大蒜 5g、苹果 150g、梨 150g
禽畜肉鱼蛋类	牛肉 70g、猪肉(腿)80g、猪肉(肥)10g、鸡蛋 70g
奶豆及其制品类	牛奶 250g、豆腐 30g
纯热能食物	豆油 15g、葵花籽油 15g

(2) 食物所含营养素的计算 首先从食物成分表中查出各种食物每100g的能量及各种营养素的含量,然后计算食谱中各种食物所含能量和营养素的量。以计算270g稻米(大米)中所含营养素为例,从食物成分表中查出稻米(大米)100g食部为100%,含能量346kcal,蛋白质7.4g,脂肪0.8g,碳水化合物77.2g,钙13mg,铁2.3mg,硫胺素0.11mg,故270g稻米(大米)可提供:

$$能量：270g \times 346/100 \approx 934 kcal$$

$$蛋白质：270g \times 7.4/100 \approx 20g$$

其他食物计算方法和过程与此类似。计算出所有食物分别提供的营养素含量，累计相加，就得到该食谱提供的能量和营养素，并和参考摄入量进行对比，得出表3.8和表3.9。

表3.8 食谱提供的营养素量

食物名称	粗重 g	食入量 g	蛋白质 g	脂肪 g	碳水化合物 g	热能 kcal	钙 mg	铁 mg	维生素A μgRAE	硫胺素 mg	维生素C mg
稻米（大米）	270	270	20	2.2	208.4	934	35.1	6.21	0	0.3	0
小米	40	40	3.6	1.24	30.04	145.72	16.4	2.04	6.8	0.13	0
红薯	100	100	1.1	0.2	24.7	105	23	0.5	63	0.04	26
面粉	150	150	16.8	2.25	110.4	529.05	46.5	5.25	0	0.42	0
玉米面	30	30	2.43	0.99	22.56	108.27	6.6	0.96	2.1	0.078	0
青椒	20	20	0.28	0.03	1.16	6.03	3	0.14	11.4	0.006	12.4
芹菜	100	100	0.8	0.1	3.9	19.7	48	0.8	5	0.01	12
番茄	50	50	0.45	0.1	1.65	9.3	2	0.1	15.5	0.01	7
菠菜	100	100	2.6	0.3	4.5	31.1	66	2.9	243	0.04	32
香菇	50	50	1.1	0.15	2.6	16.15	1	0.15	0	0	0.5
马铃薯	120	120	2.4	0.24	20.64	94.32	9.6	0.96	6	0.096	32.4
白菜	100	100	1.6	0.2	3.4	21.8	57	0.8	7	0.05	37.5
胡萝卜	50	50	0.5	0.1	4.05	19.1	13.5	0.15	171	0	4.5
青蒜	5	5	0.105	0.02	0.4	2.2	1.45	0.07	1.15	0.006	1.75
大蒜	5	5	0.225	0.01	1.38	6.51	1.95	0.06	0.15	0.002	0.35
苹果	150	150	0.3	0.3	20.25	84.9	6	0.9	4.5	0.09	6
梨	150	150	0.45	0.15	19.65	81.75	0.6	3	0.6	0.045	7.5
牛肉	70	70	14	6.09	0.35	112.21	3.5	1.26	0.21	0.028	0
猪肉（腿）	80	80	16.24	4.96	1.2	114.4	4.8	2.4	35.2	0.432	0
猪肉（肥）	10	10	0.24	8.86	0	80.7	0.3	0.1	2.9	0.008	0
鸡蛋	70	70	8.89	6.3	1.05	96.46	33.6	1.4	217	0.063	0
牛奶	250	250	7.5	8	8.5	136	260	0.75	60	0.075	2.5
豆腐	30	30	1.86	0.75	0.78	17.31	34.8	0.45	0	0.006	0
豆油	15	15	0	15	0	135	0.3	0.15	0	0	0
葵花籽油	15	15	0	15	0	135	0.3	0.15	0	0	0
总计	—	—	103.47	73.54	491.56	3041.98	675.3	31.65	852.51	1.935	182.4

表3.9　一日营养素摄入量与需要量比较表

营养素	蛋白质 g	脂肪 g	碳水化合物 g	热能 kcal	钙 mg	铁 mg	维生素A μgRAE	硫胺素 mg	维生素C mg
实际摄入量	103.47	73.54	491.56	3041.98	675.3	31.65	852.51	1.935	182.4
DRIs	80	60~90	371~439	2700	800	12	800	1.4	100
实际摄入量/DRIs	129.3%	81.7%	112.0%	116.4%	84.4%	263.8%	106.6%	138.2%	182.4%

（3）计算三种供能营养素的供能比例　由蛋白质、脂肪、碳水化合物三种营养素的能量折算系数可以算得：

蛋白质提供能量占总能量比例=103.47g×4kcal/g÷3041.98kcal=13.61%

脂肪提供能量占总能量比例=73.54g×9kcal/g÷3041.98kcal=21.76%

碳水化合物提供能量占总能量比例=491.56g×4kcal/g÷3041.98kcal=64.64%

一日所得三大营养素占能量百分比如表3.10所示，蛋白质、脂肪、碳水化合物适宜的供能比分别为10%~15%、20%~30%、50%~65%。该例食谱的蛋白质、碳水化合物的摄入比例合适。

表3.10　一日所得三大营养素占热能百分比

类别	摄入量/g	供能量/kcal	占总能量比例/%
蛋白质	103.47	413.88	13.61
脂肪	73.54	661.86	21.76
碳水化合物	491.56	1966.24	64.64
合计	—	3041.98	100

（4）动物性及豆类蛋白质占总蛋白质比例　将来自动物性食物及豆类食物的蛋白质累计相加，本例结果为52.54g，食谱中总蛋白质含量为103.47g，可以算得：

动物性及豆类蛋白质占总蛋白质比例=48.73÷96.27=50.62%。

优质蛋白质占总蛋白质的比例超过1/3，可认为优质蛋白质的供应量比较适宜。

（5）三餐能量占全天摄入总能量的比例　将早、中、晚三餐的所有食物提供的能量分别按餐次累计相加，得到每餐摄入的能量，然后除以全天摄入的总能量得到每餐提供的能量占全天总能量的比例（表3.11）：

早餐：1067.76÷3041.98=35.1%

午餐：1027÷3041.98=33.76%

晚餐：947.22÷3041.98=31.14%

表3.11　三餐能量分配比

餐次	热卡	占总能量百分比	标准
早餐	1067.76	35.1	30%
午餐	1027	33.76	40%
晚餐	947.22	31.14	30%
合计	3041.98	100	

(6) 综合评价 该食谱中，食材种类齐全、品种丰富，碳水化合物、脂肪、蛋白质供能比例及三餐供能分配比例适宜。能量、碳水化合物、脂肪、蛋白质、钙及硫胺素的摄入量基本符合要求，其中优质蛋白质比例适宜，占总蛋白的 50.62%。虽然维生素 A、维生素 C 和 Fe 的摄入量超过推荐摄入量，但均低于 UL 值（维生素 A＝3000μgRAE/d、维生素 C＝2000mg/d、Fe＝42mg/d）。则总体评价是膳食结构合理。

技能训练八 膳食调查与评价（询问法）

【技能描述】

采用询问法调查某大学生一日的膳食摄入情况，对其食物摄入量进行分析计算。根据调查资料，对能量和营养素摄入量、能量来源分布、蛋白质的来源分布等进行评价。

【训练准备】

1. 工作准备

实物模型、图谱、各种标准容器、食物成分表或营养计算软件。

2. 调查表格

设计询问法食物摄入量调查表。

【训练流程】

准备工作 → 设计表格 → 入户调查 → 填写调查表 → 调查资料整理 → 根据膳食调查数据进行计算 → 分析与评价 → 撰写膳食调查报告

【训练步骤】

1. 采用询问法对某成年中体力劳动者食物摄入量进行调查，根据调查资料计算出一日摄入量。

食物名称	摄入量	食物名称	摄入量	食物名称	摄入量
大米	388g	面粉	126g	豆腐	44g
番茄	22g	四季豆	29g	青椒	26g
冬瓜	30g	白菜	59g	胡萝卜	31g
马铃薯	34g	猪肉	68g	鸡蛋	21g
鸡肉	25g	牛肉	19g	鲈鱼	25g

请根据上表的数据计算：

(1) 膳食能量与营养素摄入量

类别	食物名称	重量/g	蛋白质/g	脂肪/g	碳水化合物/g	热量/kcal	钙/mg	磷/mg	铁/mg	维生素A/μgRE	维生素B_1/mg	维生素B_2/mg	维生素PP/mg	维生素C/mg
谷类	大米													
	面粉													
小计														
供给量标准														
实际摄入量														
达到供给量标准/%														

注：表格需另附页。

(2) 膳食能量的食物来源分布

食物来源	摄入量/kcal	占总能量/%
谷类		
豆类		
其他植物性食物		
动物性食物		
其他		

(3) 三大营养素所占能量百分比

营养素	摄入量/kcal	占总能量/%
碳水化合物		
蛋白质		
脂肪		
合计		

(4) 蛋白质的食物来源分布

蛋白质来源	摄入量/g	占总蛋白质/%
优质蛋白质（动物性蛋白＋豆类蛋白）		
非优质蛋白		
合计		

2. 针对上述计算数据进行分析，撰写膳食调查报告中的膳食调查结果评价部分。

项目三
膳食指导与评估

知识目标

1. 了解营养食谱编制的原则。
2. 掌握食谱编制及评估的要求。
3. 掌握编制食谱的方法和步骤。

技能目标

能采用计算法和食物交换份法编制营养食谱。

一、营养配餐的概念

健康的饮食可以保证人体正常的生理功能，健康饮食的核心是平衡膳食和合理营养，要求膳食能提供机体需要的全部营养素，并且不缺乏或过量。营养配餐是以科学的营养理论为指导，以机体的需求为基础，通过合理搭配主食、畜禽蛋奶类、蔬果类、油脂类等，设计食谱，使人体摄入的蛋白质、脂肪、碳水化合物、维生素、矿物质等满足机体需要，以平衡膳食、保持健康。

1. 营养配餐的目的和意义

① 营养配餐可将各类人群的膳食营养素参考摄入量具体落实到用膳者的每日膳食中，使他们能按需要摄入足够的能量和各种营养素，同时防止营养素或能量的过高摄入。

② 可根据群体对各种营养素的需要，结合当地食物的品种、生产季节、经济条件和厨房烹调水平，合理选择各类食物，达到平衡膳食的目的。

③ 通过编制营养食谱，可指导食堂管理人员有计划地管理食堂膳食，也有助于家庭有计划地管理家庭膳食，并且有利于成本核算。

2. 营养配餐的理论依据

营养配餐是一项实践性很强的工作，要做到科学合理，需要以营养理论为依据，主要包括以下内容。

(1) 中国居民膳食营养素参考摄入量（DRIs） 编制食谱时以能量需要为基础，

以各营养素的推荐摄入量（RNI）为依据确定需要量。制定出食谱后，还需要以各营养素的 RNI 为参考评价食谱的制定是否合理。

(2) 中国居民膳食指南和平衡膳食宝塔 《中国居民膳食指南》是合理膳食的基本规范，为了便于宣传普及，它将营养理论转化为一个通俗易懂、简明扼要的可操作性指南，其目的就是合理营养、平衡膳食、促进健康。营养食谱的制定需要根据膳食指南考虑食物种类、数量的合理搭配。而膳食宝塔则是膳食指南量化和形象化的表达，是人们在日常生活中贯彻膳食指南的工具。膳食宝塔利用各层位置和面积的不同反映各类食物在膳食中的地位和应占的比重。

(3) 食物成分表 食物成分表是营养配餐工作必不可少的工具。通过食物成分表，在编制食谱时才能将营养素的需要量转换为食物的需要量。

(4) 营养平衡理论 膳食中三种产能营养素蛋白质、脂肪、碳水化合物必须保持一定的比例才能保证膳食平衡。按其各自提供的能量占总能量的百分比计，蛋白质占 10%～15%，脂肪占 20%～30%，碳水化合物占 50%～65%。膳食中优质蛋白质的摄入应占蛋白质总量的 1/3～1/2。而脂肪中饱和脂肪酸、单不饱和脂肪酸和多不饱和脂肪酸应达到平衡。

3. 营养配餐原则

(1) 尊重个体需求，保证营养均衡 膳食应满足人体所需的能量及各种营养素，要求符合或基本符合 RNI 或 AI，允许在参考摄入量的±10%范围内浮动。

(2) 食物多样，新鲜卫生 食物多样化是营养配餐的重要原则，也是实现合理营养的前提。每日膳食中选用的食品种类包括谷类及薯类、动物性食品类、大豆及其他豆干制品类、蔬菜水果类、纯能量食物类五大类，成年人每天最好食用 2 个以上品种的主食，摄入量在 250～400g，不要长期食用过于精细的大米、白面，应适量食用糙米、全麦粉及其他杂粮。

(3) 三餐合理分配 应该定时定量进餐，成人一般为一日三餐，儿童和老年人可以三餐以外再加点心。通常三餐食物供能分配比例为早餐 25%～30%、午餐 35%～45%、晚餐 25%～35%。

(4) 照顾饮食习惯，注意饭菜口味 在可能的情况下，既使膳食多样化，又照顾就餐者的饮食习惯，同时注重烹调方法，做到色香味形俱全，油盐不过量。

(5) 兼顾市场供应及经济条件 食材应为当季市场供应原料，同时要考虑进餐者的经济承受能力，饮食消费必须与生活水平相适应。

4. 食谱编制

食谱编制是营养配餐的一种表现形式，即根据人体的需要和食物中各种营养素的含量设计一天、一周或一月食谱，使人体摄入的蛋白质、脂肪、碳水化合物、维生素和矿物质等几大营养素数量充足、比例合理。食谱编制的方法主要有计算法、食物交换份法、计算机软件法。

二、计算法编制食谱

计算法编制营养食谱是根据用餐者的年龄、身高、体重、劳动强度等基本情况,依据食物成分表等工具,计算其营养素需要量,设计编制营养食谱。

以成年男子早餐编制为例,计算法编制营养食谱方法步骤如下。

1. 确定全天能量供给量

通过用餐者的性别、年龄、工作强度等确定全天能量供给量,或通过查表法获得用餐者全天能量供给量。

2. 确定三种宏量营养素全天提供的能量

能量的来源主要为碳水化合物、蛋白质、脂肪,这三种营养素的供能比为蛋白质10%~15%、脂肪20%~30%、碳水化合物50%~65%。

如已知某人每日能量需要量为2700kcal,若三种产能营养素占总能量的比例取中等值,分别为蛋白质15%,脂肪25%、碳水化合物60%,则三种能量营养素各应提供的能量如下:

蛋 白 质:2700kcal×15%=405kcal

脂　　　肪:2700kcal×25%=675kcal

碳水化合物:2700kcal×60%=1620kcal

3. 确定三种宏量营养素全天的需要量

确定三种产能营养素的能量供给量后,需折算为需要量,即宏量营养素的质量。食物中宏量产能营养素产生能量的折算关系如下:1g 碳水化合物产生能量为 4.0kcal,1g 脂肪产生能量为 9kcal,1g 蛋白质产生能量为 4kcal。根据三大产能营养素的能量供给量及其能量折算系数,可计算出全天蛋白质、脂肪、碳水化合物需要质量为:

蛋 白 质:405kcal÷4kcal/g≈101g

脂　　　肪:675kcal÷9kcal/g=75g

碳水化合物:1620kcal÷4kcal/g=405g

4. 确定三种宏量营养素三餐需要量

计算出三种宏量营养素全日需要量后,可根据三餐的能量分配比例计算出三大能量营养素每餐需要量。假设早、中、晚三餐的功能比为 30%、40%、30%,那么三餐三大营养素的需求量为:

早/晚餐:蛋 白 质　101g×30%≈30g

　　　　　脂　　肪　75g×30%≈23g

　　　　　碳水化合物　405g×30%≈122g

午　餐:蛋 白 质　101g×40%≈40g

　　　　　脂　　肪　75g×40%≈30g

碳水化合物　405g×40%≈162g

5. 主食的确定

主食主要是指粮食，包括米面、杂粮、豆类、薯类等。粮谷类是碳水化合物的主要来源，而碳水化合物是我们获取能量的主要来源，因此主食的品种、数量主要根据各类主食原料中碳水化合物的含量确定。主食的搭配原则是在各类食物的分配方面，根据我国居民的饮食习惯，成人每日需进食的谷薯类为250~400g，其中全谷和杂豆50~150g，薯类50~100g。

确定主食品种与数量：主食的品种根据用餐者的饮食习惯来确定，北方习惯以面食为主，南方则以大米居多。根据以上计算，早餐应摄入碳水化合物122g，若以紫薯粥和馒头为主食，并分别提供50%和50%的碳水化合物，其中紫薯粥中紫薯和大米分别提供50%和50%的碳水化合物。查食物成分表得知，每100g大米含碳水化合物77.2g，每100g紫薯含碳水化合物23.1g，每100g小麦（标准粉）含碳水化合物48.3g，则：

所需小麦（标准粉）122g×50%÷(48.3/100)≈126g

所需紫薯122g×50%×50%÷(23.1/100)≈132g

所需大米122g×50%×50%÷(77.2/100)≈39g

在实际的食谱制定中，计算碳水化合物时还应考虑蔬菜、水果、动物性食物中也含有一定数量的碳水化合物，所以依照经验，在根据碳水化合物需要量计算出主食需要量的基础上，主食量可以适量减少。

6. 副食的确定

副食是相对主食而言，主食以外的食品称为副食。副食能给人体提供丰富的蛋白质、脂肪、维生素和无机盐等营养物质，对人体健康有重要的作用。副食的种类很多，如肉类、蛋类、奶类、禽类、鱼类、豆类和蔬菜等。

副食中肉类等动物性食物和豆类含有丰富的蛋白质和脂肪，其中畜禽水产品类及豆类蛋白质含量在15%~40%之间，而奶类蛋白质的含量3%左右，但缺少维生素和矿物质，尤其是不含维生素C；蔬菜中含有极少量的蛋白质，但富含维生素和矿物质，有的蔬菜有丰富的维生素C，所以如果把各类副食搭配食用，取长补短，人体可以获得较为全面的营养素。

动物性蛋白质和大豆蛋白质所含的必需氨基酸种类齐全，比例恰当，人体利用率高，被称为优质蛋白质。副食的搭配原则是优质蛋白质占总蛋白质的1/3以上，其中动物性蛋白质占优质蛋白质的2/3，大豆蛋白质占优质蛋白质的1/3。每日膳食中，蔬菜平均进食量应达到300~500g，其中叶菜、深绿色蔬菜应占蔬菜总量的50%以上，水果应达到200~350g。

以上述计算结果为例，副食确定流程如下：

(1) 计算副食中蛋白质需要量　以上述计算结果为例，已知早餐中需摄入蛋白质

30g，已摄入主食馒头（小麦标准粉）126g、紫薯132g、大米39g。通过食物成分表得知，100g小麦粉（标准粉）含蛋白质11.2g，100g紫薯含蛋白质1.1g，100g大米中含蛋白质7.4g，则：

主食中蛋白质含量＝馒头蛋白质＋紫薯蛋白质＋大米蛋白质
$$=126g×(11.2/100)+132g×(1.1/100)+39g×(7.4/100)=18g$$

副食的蛋白质含量＝应摄入蛋白质－主食中蛋白质＝30g－18g＝12g

(2) 计算副食中动物性蛋白质和豆制品蛋白质供给量 设定副食中蛋白质2/3由动物性食物供给，1/3由豆制品供给，因此：

动物性食物应含蛋白质＝12g×2/3＝8g

豆制品应含蛋白质＝12g×1/3＝4g

(3) 查表并计算动物性食品及豆制品的供给量 假设动物性食品及豆制品分别选择猪肉和豆腐（南），由食物成分表得知，100g猪肉（后臀尖）含蛋白质14.6g，100g豆腐（南）含蛋白质6.2g，则：

猪肉(后臀尖)重量＝8g÷(14.6/100)≈55g

豆腐(南)重量＝4g÷(6.2/100)≈65g

7. 计算烹饪用油量

烹饪用油应以植物油为主，摄入量应为：应摄入总量－主食中摄入量－副食中摄入量。

以上述计算为例，早餐应摄入脂肪23g，由食物成分表得知，100g小麦粉（标准粉）含脂肪1.5g，100g紫薯含脂肪0.2g，100g大米中含脂肪0.8g，100g豆腐（南）含脂肪2.5g，100g猪肉（后臀尖）中含脂肪30.8g，则：

烹饪用油重量＝23g－126g×(1.5/100)－132g×(0.2/100)－39g×(0.8/100)－65g×(2.5/100)－55g×(30.8/100)≈2g

8. 设计蔬菜的品种和数量

根据主、副食的品种，结合副食搭配和市场供应情况选择蔬菜的品种及数量。

9. 食谱的编制

根据以上计算，结合就餐者的饮食习惯，进行食材搭配，编制成完整的食谱（表3.12）。

表3.12 成年男子早餐食谱

食物名称	食材及用量
紫薯肉末粥	大米39g
	紫薯132g
	猪肉(后臀尖)55g
馒头	小麦粉(标准)126g

食物名称	食材及用量
凉拌菠菜豆腐	豆腐(南)65g 菠菜100g 芝麻油(香油)2g

10. 食谱的评估与调整

根据以上步骤设计出完整的营养食谱后，还应该对食谱进行评价，确定编制是否合理。应参照食物成分表初步核算该食谱提供的能量和各种营养素的含量与DRIs进行比较，相差在10%以内可认为合乎要求，否则将对食谱进行调整。一般情况下，每天的能量、蛋白质、脂肪和碳水化合物的出入量不应该很大，其他营养素以一周为单位进行计算、评价即可。

根据食谱的制订原则，食谱的评价应该包括以下几个方面：

① 食谱中所含五大类食物是否齐全，是否做到了食物多样化。
② 全天能量和营养素摄入是否适宜。
③ 三餐能量摄入分配是否合理。
④ 蛋白质的比例是否恰当。
⑤ 三种产能营养素的供能比是否适宜。
⑥ 纯能量食物摄入是否适宜。

三、食物交换份法编制食谱

食物交换份法是将常用食物按其所含营养素量的近似值归类，计算出每类食物每份所含的营养素值和食物质量，然后将每类食物的内容列出表格供交换使用，最后，根据不同能量需要，按蛋白质、脂肪和碳水化合物的合理分配比例，计算出各类食物的交换份数和实际重量，并按每份食物等值交换表选择食物。食物交换份法简单易行，易于掌握。

根据膳食指南，按常用食物所含营养素的特点划分为五大组食物。

食材分组及各组食物能量等值交换份见表3.13～表3.21。

表3.13 食材分组表

组别	食物	特点
谷薯类	米、面、杂粮、马铃薯、甘薯、木薯等	碳水化合物较丰富
蔬果组	鲜豆、根茎、叶菜、茄果等	维生素、矿物质和膳食纤维丰富
动物性食品组	肉、禽、鱼、蛋、奶	优质蛋白质丰富
大豆组	大豆及干制品	优质蛋白质丰富
油脂组	油脂和坚果	能量丰富

表 3.14 谷薯类食品的能量等值交换份表

食品名称	质量/g	食品名称	质量/g
大米、小米、糯米、薏米	25	干粉条、干莲子	25
高粱米、玉米渣	25	油条、油饼、苏打饼干	25
面粉、米粉、玉米面	25	烧饼、烙饼、馒头	35
混合面	25	咸面包、窝窝头	35
燕麦片、莜麦面	25	生面条、魔芋生面条	35
荞麦面、苦荞面	25	马铃薯	100
各种挂面、龙须面	25	湿粉皮	150
通心粉	25	鲜玉米(1个,带棒心)	200
绿豆、红豆、芸豆、干豌豆	25		

注:每份谷薯类食品提供蛋白质2g,碳水化合物20g,能量376kJ(90kcal)。根茎类一律以净食部分计算。

表 3.15 蔬菜类食品的能量等值交换份表

食品名称	质量/g	食品名称	质量/g
大白菜、圆白菜、菠菜、油菜	500	白萝卜、青椒、茭白、冬笋	400
韭菜、茴香、茼蒿	500	倭瓜、南瓜、菜花	350
芹菜、苤蓝、莴笋、油菜薹	500	鲜豇豆、扁豆、洋葱、蒜苗	250
西葫芦、番茄、冬瓜、苦瓜	500	胡萝卜	200
黄瓜、茄子、丝瓜	500	山药、荸荠、藕、凉薯	150
芥蓝、瓢儿菜	500	慈菇、百合、芋头	100
蕹菜、苋菜、龙须菜	500	毛豆、鲜豌豆	70
鲜豆芽、鲜蘑、水浸海带	500		

注:每份蔬菜类食品提供蛋白质5g,碳水化合物17g,能量376kJ(90kcal)。每份蔬菜一律以净食部分计算。

表 3.16 水果类食品能量等值交换份表

食品名称	市品质量/g	食品名称	市品质量/g
柿子、香蕉、鲜荔枝	150	李子、杏	200
梨、桃、苹果	200	葡萄	200
橘子、橙子、柚子	200	草莓	300
猕猴桃	200	西瓜	500

注:每份水果提供蛋白质1g,碳水化合物21g,能量376kJ(90kcal)。每份水果一律以市品质量计算。

表 3.17 肉、蛋类食品能量等值交换份表

食品名称	质量/g	食品名称	质量/g
热火腿、香肠	20	鸡蛋(1大个,带壳)	60
肥瘦猪肉	25	鸭蛋、松花蛋(1大个,带壳)	60
熟叉烧肉(无糖)、午餐肉	35	鹌鹑蛋(6个带壳)	60
熟酱牛肉、熟酱鸭、大肉肠	35	鸡蛋清	150
瘦猪、牛、羊肉	50	带鱼	80
带骨排骨	50	草鱼、鲤鱼、甲鱼、比目鱼	80
鸭肉	50	大黄鱼、黑鲢、鲫鱼	80
鹅肉	50	对虾、青虾、鲜贝	80
兔肉	100	蟹肉、水发鱿鱼	100
鸡蛋粉	15	水发海参	350

注:每份肉类食品提供蛋白质9g,脂肪6g,能量376kJ(90kcal)。除蛋类为市品重量,其余一律为净食部分计算。

表 3.18 乳类食品能量等值交换份表

食品名称	质量/g	食品名称	质量/g
乳粉	20	牛乳	160
脱脂乳粉	25	羊乳	160
乳酪	25	无糖酸乳	130

注：每份乳类食品提供蛋白质 5g，碳水化合物 6g，能量 376kJ（90kcal）。

表 3.19 大豆类食品能量等值交换份表

食品名称	质量/g	食品名称	质量/g
腐竹	20	北豆腐	100
大豆	25	南豆腐(嫩豆腐)	150
大豆粉	25	豆浆	400
豆腐丝、豆腐干、油豆腐	50		

注：每份大豆及其制品提供蛋白质 9g，脂肪 4g，碳水化合物 4g，能量 376kJ（90kcal）。

表 3.20 油脂类食品能量等值交换份表

食品名称	质量/g	食品名称	质量/g
花生油、香油(1 汤匙)	10	猪油	10
玉米油、菜油(1 汤匙)	10	牛油	10
豆油(1 汤匙)	10	羊油	10
红花油(1 汤匙)	10	黄油	10

注：每份油脂类食品提供脂肪 10g，能量 376kJ（90kcal）。

表 3.21 不同能量所需的各类食品交换份数

能量/kcal	交换单位/份	谷薯类/份	蔬菜类/份	水果类/份	肉蛋类/份	豆类/份	乳类/份	油脂类/份
1200	13.5	6.5	1	0.5	2	1	1	1.5
1400	15.5	7.5	1	0.5	3	1	1	1.5
1600	17.5	9.5	1	0.5	3	1	1	1.5
1800	20	10.5	1	0.5	3	2	1	2
2000	22	11.5	1	0.5	4	2	1	2
2200	24.5	13	1	0.5	4.5	2	1	2.5
2400	26.5	14	1	1	5	2	1	2.5
2600	29	16.5	1	1	5	2	1	2.5
2800	31	18	1	1	5	2	1	3

交换法制定食谱的方法与步骤如下：

1. 确定每日所需能量

以成年中等体力男子为例，每日需摄入 2700kcal 能量。

2. 确定每日所需份数

因为每能产生 90kcal 的食物为一份，则：
总食物交换份数＝总热量÷90＝30 份

3. 确定三大营养素的份数

假设碳水化合物供能占总能量的 60%、蛋白质供能占总能量的 15%、脂肪供能占总能量的 25%，则：
碳水化合物份数＝总份数×60%＝30 份×60%＝18 份
蛋白质份数＝总份数×15%＝30 份×15%＝4.5 份
脂肪份数＝总份数×25%＝30 份×25%＝7.5 份

4. 确定各类食物交换份数

（1）主要提供碳水化合物的食物及相应的份数：
蔬菜类：1 份
水果类：1 份
谷薯类＝碳水化合物份数－蔬菜类份数－水果类份数＝18 份－2 份＝16 份
（2）主要提供蛋白质的食物及份数：
豆类：1.5 份
奶类：1.5 份
肉蛋类＝蛋白质份数－豆乳类份数＝4.5 份－3 份＝1.5 份
（3）主要提供脂肪的食物及相应份数：
油脂类：3 份
肉蛋类＝脂肪份数－油脂类份数＝7.5 份－3 份＝4.5 份
由以上计算可得，该男子每天各类食物份数应为：蔬菜类 1 份、水果类 1 份、谷薯类 16 份、豆乳类 3 份、油脂类 3 份、肉蛋类 6 份。

5. 确定食物份数的餐次

设定每天早中晚三餐的热量分配为 30%、40%、30%。那么该男子一日三餐分配为：
早（晚）餐份数＝全日份数×30%＝30 份×30%＝9 份
午餐份数＝全日份数×40%＝30 份×40%＝12 份

6. 汇总编制食谱

成年男子一日食谱见表 3.22。

表 3.22 成年男子一日食谱

餐次	份数	食物种类	食物份数	菜品	食材及重量
早餐	9	谷薯类	5	鸡蛋面	挂面 125g
		豆乳类	1.5		鸡蛋 120g
		肉蛋类	2		花生油 5g
		油脂类	0.5	牛奶	250g
中餐	12	谷薯类	6	苞谷饭	大米 125g
		蔬菜类	0.5		玉米渣 25g
		肉蛋类	2		苦瓜 100g
		豆乳类	1.5	苦瓜炒肉	肥瘦猪肉 25g
		油脂类	1.5		色拉油 5g
		水果类	0.5	白灼大虾	虾 80g
				清炒大白菜	大白菜 150g
					色拉油 10g
				苹果	100g
晚餐	9	谷薯类	5	馒头	105g
		蔬菜类	0.5	小米粥	小米 50g
		水果类	0.5	糟辣带鱼	带鱼 80g
		肉蛋类	2		排骨 50g
		油脂类	1	冬瓜烧排骨	冬瓜 100g
					豆油 5g
				炝炒油菜薹	油菜薹 150g
					豆油 5g
				猕猴桃	100g

7. 评估和调整食谱

根据以上步骤设计出完整的营养食谱后,同样应该对食谱进行评价,确定编制是否合理。应参照食物成分表初步核算该食谱提供的能量和各种营养素的含量并与DRIs进行比较,相差在10%以内可认为合乎要求,否则将对食谱进行调整。

食物交换份法是一个比较粗略的方法,实际应用中,可将计算法与食物交换份法结合使用,首先用计算法确定食物的需要量,然后通过食物交换份法确定食物种类及数量。通过食物的同类互换,可以一日食谱为模板,设计出一周食谱等。

四、膳食营养管理软件编制食谱

随着信息技术的发展,营养食谱的编制与评价也可以通过计算机实现。目前国内的膳食营养管理软件种类较多,各具特色。随着营养配餐工作的深化和行业市场的需求,一些专业程度高、适用行业广、数据精确、操作简便的营养配餐软件陆续问世。

膳食营养管理一般都提供了与营养知识相关的资料库,为操作者查阅数据和文件提供方便。软件也便于对不同的对象进行登记、记录、存档。许多软件还具有报表输出等多项功能。随着营养配餐软件的不断开发与升级，使用者可以更加方便快捷地编制营养食谱。

技能训练九　成人一日食谱编制与评估（计算法）

【技能描述】

掌握计算法编制食谱的原则和方法，能进行成人一日食谱编制和评估。

【训练准备】

1. 相关表格：《中国食物成分表》、统计表格。
2. 相关标准：《中国居民膳食营养素参考摄入量》。

【训练流程】

准备工作 → 表格设计 → 成人一日能量需要量的确定 → 主食的确定 → 副食的确定 → 其他食材确定 → 食谱编制 → 食谱的评估与调整

【训练步骤】

1. 确定全日能量供给量。
2. 计算宏量营养素全日应提供的能量。
3. 计算三种能量营养素每日需要数量。
4. 计算三种能量营养素每餐需要量。
5. 主食的确定。
6. 副食的确定。
7. 计算烹饪用油量。
8. 设计蔬菜的品种和数量。
9. 食谱的编制。
10. 对食谱进行评估调整。

项目四
特殊人群膳食指导与建议

知识目标

1. 掌握不同生理阶段人群、特殊环境下人群的营养需要。
2. 掌握不同生理阶段人群、特殊环境下人群的膳食指导方法。

技能目标

能对特殊生理条件人群进行膳食指导与建议。

一、特殊生理条件人群合理膳食

根据人体生长发育特点，可以将人的一生按照年龄分为婴儿期、幼儿期、学龄前期、学龄期、少年期、成年期和老年期，女性由于特殊生理功能，还可以包括孕期和乳母期。人体的生理状况随着性别的差异和年龄的变化而有所不同，因此对食物中营养素的需求也不尽一致。

1. 婴儿的营养需要与膳食安排

婴儿期是小儿生长发育最快的时期，也是一生体格和智力发育的基础，需要摄入适量的营养素，才能保证正常的生长发育。

(1) 婴儿营养需求的主要特征

① 能量。婴儿的能量主要用于基础代谢、食物的热能效应、活动的能量消耗、排泄能量与储存能量。《中国居民膳食营养素参考摄入量》建议 6 个月以下的婴儿的能量需要为 90kcal/(kg·d)，6 个月以上的婴儿的能量需要为 80kcal/(kg·d)。

② 蛋白质。婴儿生长迅速，需要优质蛋白质提供氨基酸来维持机体蛋白质的快速合成与更新。婴儿蛋白质摄入量因喂养方式而异，母乳喂养婴儿的蛋白质 AI 为 2.0g/(kg·d)，牛乳喂养为 3.5g/(kg·d)，大豆或谷类蛋白质喂养时为 4.0g/(kg·d)。

③ 脂肪。供给能量的重要物质，主要来源于乳类、肉类、植物油。建议 6 个月以下婴儿脂肪能量百分比为 48%，6 个月以上婴儿脂肪能量百分比为 40%，亚油酸、亚麻酸及其代谢产物 EPA、DHA 对婴儿神经、智力及认知功能发育有促进作用。

④ 碳水化合物。供给能量的主要来源，帮助婴儿体内蛋白质合成及脂肪的氧化，具有节约蛋白质的作用。

⑤ 矿物质。婴儿必需而又容易缺乏的矿物质主要有钙、铁、锌、碘等。婴儿生长发育需要较多钙，且在体内储留较多。正常新生儿体内有300mg左右的铁储备，由于母乳中铁含量较低，婴儿在4~5个月后急需从膳食中补充铁。锌是人体必需的微量元素之一，母乳锌含量相对不足，婴儿在前几个月内因可以利用体内储存的锌而不易缺乏，但在4~5个月后也需要从膳食中补充。其他矿物质，如钾、钠、镁、铜、氯、硫等也为机体生长发育所必需，但母乳及牛奶喂养健康婴儿均不易缺乏。

⑥ 维生素。母乳中的维生素尤其是水溶性维生素含量受乳母的膳食和营养状态的影响。牛乳中的维生素A含量较低，用牛乳喂养的婴儿需要额外补充维生素A。人乳及牛乳中的维生素D含量均较低，从出生2周到1岁半之内都应添加维生素D，给婴儿适量补充富含维生素A、维生素D的鱼肝油或维生素D制剂及适当晒太阳，可以预防维生素D缺乏症。早产儿和低出生体重儿容易发生维生素E缺乏，引起溶血性贫血。新生儿肠道内正常菌群尚未建立，肠道细菌合成维生素K较少，容易发生维生素K缺乏症，对新生儿尤其是早产儿出生初期要注射补充维生素K。母乳喂养的婴儿可从乳汁获得足量的维生素C，但牛乳喂养的婴儿应及时补充富含维生素C的食物。

（2）婴儿的膳食安排

① 母乳喂养。母乳是新生儿最佳的天然食品，母乳喂养也是最经济、简便、安全的方法，同时它在抵御疾病方面也是其他乳类无法媲美的。第一，新生儿在出生后的6个月，母乳可以满足全部的营养需要。母乳中含有各种营养素，如蛋白质、脂肪、碳水化合物、矿物质、维生素、水等，含量适中、比例适当，母乳中的蛋白质以易于消化吸收的乳清蛋白为主。母乳脂肪含较多不饱和脂肪酸，又含有乳脂酶，便于脂肪消化吸收；母乳中乳糖含量约7%，有利于钙和无机盐的吸收。第二，母乳中含有很多抗感染因子，比如分泌型的IgA、乳铁蛋白、溶菌酶及各种细胞成分，可明显减少小儿腹泻和呼吸道感染的发生。第三，通过母乳喂养的过程还可以增进母子感情，使婴儿获得满足感和安全感，有利于孩子的心理健康发展。

② 人工喂养。6个月以内的婴儿，由于各种原因母亲不能亲自喂哺时，用牛乳、羊乳、马乳，或其他代乳品喂哺婴儿，称人工喂养。人工喂养可以选择的乳类有配方奶粉和鲜牛奶。配方奶粉只要选择得当、调配正确、注意消毒，也可以满足婴儿营养生长发育的需要。鲜牛奶是应用较普遍的代乳品，其中的大分子蛋白质容易导致胃肠道黏膜受到刺激，从而诱发消化不良，使胃肠道运行负荷增加，不仅会影响营养吸收和消化，还会增加消化系统疾病发生的概率，如胃炎、肠炎等，从而影响身体发育。

③ 混合喂养。因各种原因母乳分泌不足或者母亲不能按时给婴儿哺乳时，需要用其他乳类或者代乳品来补充母乳的不足，形成母乳和其他乳品或代乳品同时喂养的方法，称为混合喂养。

④ 添加辅食。婴儿添加辅食的关键年龄是4~6个月，因为在这个年龄段婴儿口腔的神经和肌肉发育趋向成熟。添加顺序为富含铁的米粉，其次是添加菜泥、水果汁/泥，最后添加动物性食物，如蛋黄泥、鱼泥、全蛋、肉泥等，但是注意不要添加过多的调味品。

添加辅食的原则应该是循序渐进。辅食添加量要循序渐进地增加。最好的起始辅食应该是婴儿营养米粉。孩子6个月后,米粉内可加入一些蔬菜泥。大约孩子能够耐受米粉2～3周后,可以加上少许菜泥。7～8个月后可开始加蛋黄、肉泥。鱼汤应该再晚些,以防过敏。大约孩子10个月时可以进行两顿完全辅食喂养。

2. 幼儿的营养需要与膳食安排

(1) 幼儿的营养需要 幼儿期是从1岁到3岁,由婴儿食品逐步过渡到摄取普通食物的时期。由于幼儿处于生长发育的旺盛时期,对蛋白质、脂肪、碳水化合物及其他各营养素的需要量相对高于成人。

① 能量。幼儿能量通常包括基础代谢、生长发育、体力活动以及食物的特殊动力作用的需要,每增加1g的体内新组织,约需要4.4～5.7kcal的能量。

② 蛋白质。幼儿对蛋白质的需要不仅量相对比成人多,而且质量也要求比成人高。一般要求蛋白质所供能量应占膳食总能量的12%～15%,一半应为优质蛋白质。

③ 脂肪。建议幼儿脂肪提供的能量百分比为30%～35%,n-6多不饱和脂肪酸为4%,n-3多不饱和脂肪酸为0.6%。

④ 碳水化合物。幼儿每日每1kg体重碳水化合物需要量为10g,供能比为50%～65%,但由于过高膳食纤维和植酸盐对营养素吸收利用的影响,应该尽量避免选择这类食物。

⑤ 矿物质。1～3岁幼儿钙的AI为600mg/d;铁的RNI为9mg/d;锌的RNI为4.0mg/d,碘的RNI为90μg/d。

⑥ 维生素。幼儿每日维生素A的RNI为310μgRAE/d;维生素E的AI为6μg/d;维生素D的RNI为6μg/d,幼儿可适量补充含维生素D的鱼肝油,维生素K的RNI为30μg/d。

(2) 幼儿的合理膳食 继续给予母乳喂养或其他乳制品,逐步过渡到食物多样化,选择营养丰富、易于消化的食物,采用适宜的烹调方式,单独加工制作膳食。在良好环境下规律进餐,重视良好饮食习惯的培养。鼓励幼儿多做户外活动,合理安排零食,避免过瘦与肥胖。每日足量饮水,少喝含糖高的饮料。确保饮食卫生,严格消毒餐具。

3. 学龄前儿童的营养需要与膳食安排

(1) 学龄前儿童营养需要

① 能量。3～6岁学龄前儿童处于生长发育的关键时期,其生长发育的特点是新陈代谢旺盛,身高增长速度大于体重增长的速度,神经系统发育迅速,脑的重量已接近成人,对蛋白质、钙的需求较高。

② 蛋白质。学龄前儿童每增加1kg体重约需160g蛋白质,以满足细胞、组织的增长需要。

③ 脂肪。学龄前儿童每日每1kg体重需脂肪为4～6g,建议脂肪提供的能量百分比为20%～30%,n-6多不饱和脂肪酸为4%,n-3多不饱和脂肪酸为0.6%。

④ 碳水化合物。经过幼儿期的逐渐适应,学龄前儿童基本完成了饮食从以奶和奶制品为主到以谷类为主的过渡,谷类所含有的丰富碳水化合物是其能量的主要来源,碳

水化合物应占总能量的50%～65%，但不宜食用过多的甜食，而应以含有复杂碳水化合物的谷类为主。

⑤ 矿物质与维生素。学龄前儿童所需矿物质量与成人相比，虽然总量低于成人，但是相对于体重需要量要高于成人，《中国居民膳食营养素参考摄入量》对各种矿物质和维生素需要量提出了建议。

(2) 学龄前儿童合理膳食

① 食品种类的选择。选择含有优质蛋白质的食物，如牛奶、鸡蛋、鱼虾类、瘦肉类、肝脏、豆类及制品等；选择含多种维生素、粗纤维和含有丰富无机盐的食物，如新鲜的蔬菜、水果等；选择供给热能的食品，主要有谷类、肉类、蛋奶类等；选择调味品，包括食盐、酱油、醋、味精、葱、姜和大蒜，烹调出的菜肴具备色、香、味的要求。能刺激学龄前儿童增加食欲。

② 营养的摄入量。要做到各种营养素之间所占比例科学合理，适合学龄前儿童的饮食需求。三大营养素所供给的热量各占总热量的百分比为：蛋白质占12%～15%，脂肪占20%～30%，碳水化合物占50%～65%。每餐热量的合理分配：早餐占20%，早点占10%，午餐占30%，午点占10%，晚餐占30%。

③ 食物易于消化。根据学龄前儿童消化系统的特点安排膳食，学龄前儿童正处于长牙与换牙时期，咀嚼能力差，食管比成人的短而狭窄，黏膜薄嫩，易于损伤，所以在膳食安排调配时，不仅要考虑营养丰富的食物，而且必须注意以细、软、烂、易于消化、便于咀嚼的食物为宜。

④ 注意饮食卫生，培养健康的饮食习惯。餐前、便后要洗手，从小培养卫生习惯，避免病从口入。养成不偏食、不挑食、少零食，不吃生冷食物，细嚼慢咽，不暴饮暴食，口味清淡的健康饮食习惯。

4. 学龄儿童和青少年营养需要与膳食安排

(1) 学龄儿童和青少年营养需要 6岁到12岁的学龄儿童和13岁到18岁的少年期或青春期是人的一生中体格和智力发育的重要时期，思维活跃，记忆力强，生长速度、学习能力与营养状况密切相关，所需的能量和各种营养素的量相对比成人高。

① 能量。男生能量推荐摄入量为1400～2500kcal/d，女生为1250～2000kcal/d，各年龄组能量推荐摄入量有较大差别。能量的来源分别为碳水化合物50%～65%，脂肪25%～30%，蛋白质12%～14%。

② 蛋白质。学龄儿童、青少年膳食蛋白质RNI男生为35～75g/d，女生为35～60g/d，蛋白质提供的能量应占膳食总能量的12%～14%。

③ 脂类。学龄儿童、青少年时期脂肪适宜摄入量以占总能量的20%～30%为宜，在脂肪种类的选择上要注意选择含必需脂肪酸的植物油。

④ 碳水化合物。碳水化合物是膳食中提供能量的主要来源，是更容易被利用的能量，主要来源是谷类和薯类。学龄儿童与青少年膳食中碳水化合物适宜摄入量占总能量的50%～65%为宜。

⑤ 矿物质与维生素。青春前期及青春期正值生长突增高峰期，为了满足突增高峰

的需要，各年龄组矿物质与维生素推荐摄入量有较大差别，详见《中国居民膳食营养素参考摄入量》。

(2) 学龄儿童和青少年合理膳食

① 食物多样，满足需要。每日需要摄入足够的能量物质，特别是谷物类，应该保证摄入量达到 400~500g，每天吃足够的鱼、肉、蛋、乳、豆类，保证足够的优质蛋白质摄入，可提供脂溶性维生素和矿物质。摄入一定量膳食纤维。

② 尽可能多地提供富含钙、铁、锌的食物，以增加矿物质的摄入量，保证儿童及青少年人群生长发育所需。保证摄入充足的维生素，保证一定量的新鲜蔬菜、水果的摄入。控制零食、食盐的摄入，培养良好的饮食习惯。烹调使用植物油为主，但应保证一定量动物脂肪的摄入。

③ 一日三餐，能量及营养素合理分配，重视早餐的供给和早餐质量，晚餐不宜多吃，避免肥胖发生。

④ 适当的户外运动可以帮助体内合成维生素 D。

5. 老年人的营养需要与膳食安排

(1) 老年人的营养需要 老年人在营养需要方面与一般人群相比是有差异的。对于老年人来说，营养不仅是维持基本生命的需要，还是预防疾病、减缓衰老进程的需要。合理的营养可以防治各种老年常见病，达到健康长寿和提高生命质量的目的。

① 能量。进入老年期以后活动量逐渐减少，能量消耗降低，能量需要量降低，60 岁以上减少 20%，70 岁以上减少 30%。

② 蛋白质。建议蛋白质的 RNI 男性为 65g/d，女性为 55g/d，由蛋白质提供的能量以占总能量的 12%~14%较合适。老年人膳食中优质蛋白质占总蛋白质的 1/3~1/2 为宜。

③ 脂类。建议老年人摄入脂肪在全日总能量中的百分比为 20%~30%。老年人胆汁酸减少，脂酶活性降低，对脂肪的消化功能下降，且过多的脂肪对心血管和肝脏都是不利的。因此脂肪的摄入不宜过多，占总能量的 20%为宜。

④ 碳水化合物。老年人的糖耐量降低，对糖类的利用率减少，摄入过多易发生血糖增高，在体内还可以转变为脂肪，造成甘油三酯生成量增多。老年人碳水化合物摄入宜占膳食总能量的 50%~65%，应选择淀粉类为主食，并有适量的粗杂粮，宜多吃水果、蔬菜等富含膳食纤维的食物增强肠蠕动，防止便秘，不宜多食用蔗糖等简单的糖类。

⑤ 矿物质与维生素。老年人对钙的吸收利用能力下降，容易出现骨质疏松症，建议 50 岁以上老年人钙的 RNI 为 1000mg/d，虾皮、海带、小鱼、黄豆、豆制品含钙均较多，绿叶蔬菜也是日常膳食中钙的主要来源。铁的摄入可选择铁含量高的猪肝、禽肉和鱼类等，同时还应多食用富含维生素 C 的蔬菜、水果，以利于铁的吸收。老年人还需要充足的各种维生素，调节体内代谢、延缓衰老、增强抗病能力。

(2) 老年人合理膳食

① 食物多样化。吃多种多样的食物才能利用食物营养素互补的作用，达到全面营

养的目的，主食中包括一定量的粗粮、杂粮。每天饮用牛奶或食用奶制品补充钙，可预防骨质疏松症和骨折。常吃大豆或其制品，适量食用动物性食物，禽肉和鱼类脂肪含量较低，较易消化，适于老年人食用。多吃蔬菜、水果。饮食清淡、少盐，选择用油少的烹调方式如蒸、煮、炖、焯，避免摄入过多的脂肪导致肥胖。

② 食物要粗细搭配、松软、易于消化吸收。粗粮含丰富的B族维生素、膳食纤维、钾、钙、植物化学物质等。粗杂粮包括全麦面、玉米、小米、荞麦、燕麦等，比精粮含有更多的维生素、矿物质和膳食纤维，因此老年人选择食物要粗细搭配。食物的烹制宜松软、易于消化吸收，可将蔬菜切细、煮软，水果切细，从而容易咀嚼和消化，以保证均衡营养，促进健康，预防慢性病。

③ 合理安排饮食，提高生活质量。合理安排老年人的饮食，定时定量，不过饥过饱，不暴饮暴食。饮食宜清淡，不宜过咸，不宜饮浓茶。家庭和社会应从各方面保证老年人饮食质量、进餐环境和进食情绪，保证其需要的各种营养素摄入充足，以促进老年人身心健康，减少疾病，延缓衰老，提高生活质量。

④ 多做户外活动，维持健康体重。适当多做户外活动，在增加身体活动量、维持健康体重的同时，还可接受充足的紫外线照射，有利于体内维生素D的合成，预防或推迟骨质疏松症的发生。

6. 孕妇的营养需要与膳食安排

(1) 孕妇的营养需要 孕妇怀孕期是需要加强营养的特殊生理时期，因为胎儿生长发育所需的所有营养素均来自母体，孕妇本身需要为分娩和分泌乳汁储备营养素，所以，保证孕妇孕期营养状况维持正常对于妊娠过程及胎儿、婴儿的发育均有很重要的作用。

① 能量。妊娠全过程中，孕妇体重要增加12kg左右，孕期的能量除女性正常能量需求外，胎儿组织形成、增长和代谢都会增加能量消耗。妊娠基础代谢率升高，孕后期基础代谢约增高20%。《中国居民膳食营养素参考摄入量》推荐孕中期能量RNI为2100kcal/d，孕末期能量RNI为2250kcal/d。

② 蛋白质。孕妇必须摄入足够的蛋白质以满足自身及胎儿生长发育的需要，整个孕期孕妇和胎儿需要储存蛋白质约930g。孕妇应从妊娠中期开始每天增加蛋白质15g，末期增加25g为宜。

③ 脂类。孕期女性需要有足够的脂肪储备来满足胎儿生长发育和母体自身需要。胎儿脑及神经系统发育需要一定量的n-3和n-6多不饱和脂肪酸。脂肪可以促进脂溶性维生素的吸收。供给脂肪量过多，将使母体非生理性体重增加。注意少摄入富含饱和脂肪酸的畜肉、禽肉，多采用植物油。为了胎儿的脑发育应多摄入富含磷脂的豆类、卵黄，对胆固醇不必过于限制。

④ 碳水化合物。胎儿以葡萄糖为唯一的能量来源，因此消耗母体的葡萄糖较多。如果碳水化合物摄入不足，母体需动员体内脂肪分解，而脂肪氧化不完全时可产生酮体，酮体过多可发生酮症酸中毒，影响胎儿智力发育。因此，以摄入淀粉类多糖为宜，不必直接摄入葡萄糖或过多蔗糖，以免导致血糖波动。

⑤ 矿物质。钙：成熟胎儿体钙约 30g，钙质对保证胎儿骨骼及牙齿的健康发育至关重要，同时孕妇自身代谢也需要一定量钙。铁：妊娠期间母体对铁的需要量增加，铁的储留量约为 1000mg，应多吃含铁丰富的食物，如动物血和肝脏、瘦肉等，此外，蛋黄、豆类、蔬菜含铁量也较多。碘：孕妇甲状腺功能旺盛，甲状腺素与蛋白质合成有关，可促进胎儿生长发育，妊娠期碘摄入量不足，孕妇易发生甲状腺肿大，严重缺碘可致胎儿大脑与身体发育迟滞，导致儿童克汀病发生，在食用碘盐的基础上，孕妇应每周进食一次富碘的海产品。锌：锌可使胎儿正常发育，预防先天性畸形，使孕妇的代谢正常进行。

⑥ 维生素。孕期维生素缺乏导致早产、胎儿发育迟缓，《中国居民膳食营养素参考摄入量》建议了各类维生素的 RNI 或 AI。

(2) 孕妇合理膳食 孕期母体对各种营养素的需要都有不同程度的增加，必须多选营养价值较高的食物，并加以适当调配成为平衡膳食。

① 孕早期营养与膳食。孕早期胎儿生长发育缓慢，孕妇经历一系列身体生理调整过程。许多孕妇在此期间由于子宫内膜变化，胎盘产生的激素的作用，导致食物在胃内停留时间延长，常有恶心、呕吐、食欲降低等现象而影响进餐。因此，膳食应以少吃多餐、易消化、清淡为主，避免过分油腻和刺激性强的食品。饮食中需保证优质蛋白质的供给，无机盐与维生素的数量需足够。为避免胎儿出现神经管畸形，计划妊娠时就应该开始补充叶酸 400～600μg/d。

② 孕中期、末期营养与膳食。由于胎儿发育快，营养素的需要量应增加，一般合理膳食安排是食量充足，有足够的能量，增加植物油的摄入，如花生、核桃仁、瓜子、芝麻等，以促进胎儿大脑生长发育；增加铁的摄入，多食用一些含铁丰富的食物如肝脏、血制品、肉类、鱼类等；提倡摄入适当杂粮。

孕中、末期早孕反应已停止，胎儿生长发育加快，营养品种应注意多样，以满足各种营养素的平衡供给。摄入足够的粮谷类食物（每日可 400～450g），除大米面粉外，可适当食用杂粮如小米、玉米、燕麦片等。家禽肉类、鱼类等动物性食品及豆制品是食物的蛋白质来源，可适当增加，每周食用 1～2 次动物内脏、鱼、海带或紫菜，以补充维生素和微量元素。绿叶蔬菜含有丰富的胡萝卜素、B 族维生素和维生素 C，每天应有一定数量，水果适量摄入。每日至少摄入 250mL 牛奶或相当量的奶制品，对于补充蛋白质和钙很重要。

7. 乳母的营养需要与膳食安排

(1) 乳母的营养需要 乳母由于需要分泌乳汁哺育婴儿，以及满足自身生理需要，因此哺乳期对能量及各种营养素的需求远大于妊娠期。

① 能量。乳母每分泌 1L 乳汁需要约 900kcal 能量，产后 1 个月内乳汁分泌每日约 500mL，3 个月后每日泌乳量增加到 750～850mL，乳母能量 RNI 在普通女性基础上增加。

② 蛋白质。人乳蛋白质平均含量为 1.2g/100mL，每日泌乳量约 800mL，根据蛋白质在体内转化率，建议乳母每日增加蛋白质 20g。

③ 脂肪。脂类对婴儿的脑发育有极大影响,特别是其中的不饱和脂肪酸,如 DHA 对中枢神经的发育特别重要。脂溶性维生素的吸收也需要脂类,因此,乳母膳食中需要一定的脂肪。膳食脂肪供给为总能量的 20%~30%。

④ 碳水化合物。建议乳母每日膳食碳水化合物适宜摄入量为所提供的能量占总量的 50%~65%。

⑤ 矿物质。为了保证乳汁中钙含量的稳定及母体钙平衡,建议乳母膳食钙 RNI 为 1000mg/d,建议乳母膳食铁 RNI 为 24mg/d,由于食物中铁利用率低,除用富铁食物补铁外,可补充小剂量的铁制剂以纠正和预防缺铁性贫血。

⑥ 维生素。建议乳母选用富含维生素 A 的食物。母乳中维生素 D 的含量很低,建议乳母和婴儿多进行户外活动或补充维生素 D 强化剂。

(2) 乳母合理膳食

① 食物种类齐全,膳食营养平衡,以保证能够摄入足够的营养。乳母一日以 4~5 餐为宜,每天食用一定量粗粮,并适当调配些杂粮、赤小豆、绿豆等,可使蛋白质起到互补作用,提高蛋白质的营养价值。每天保证食用 500g 以上新鲜蔬菜和水果,可增加食欲,防止便秘,促进泌乳。

乳母营养需求

② 供给充足的优质蛋白质。动物性食品如鸡蛋、禽肉类、鱼类等可提供优质蛋白质,宜多食用。乳母每天摄入的蛋白质应保证有 1/3 以上来自动物性食品。大豆类食品能提供质量较好的蛋白质和钙质,也应充分利用。

③ 多食含钙丰富的食品。乳母钙的需要量大,需要特别注意补充。牛奶、酸奶等乳及乳制品含钙量高,并且易于吸收利用,每天应供给一定数量。小鱼、小虾含钙丰富,可以连骨带壳食用。深绿色蔬菜也可提供一定数量的钙。必要时可在保健医生的指导下适当补充钙制剂。

④ 注意烹调方法。对于动物性食品,如畜、禽、鱼类采用煮或煨的烹调方法,乳母需要多喝汤汁,如鸡、鸭、鱼、肉汤,或以豆类及其制品和蔬菜制成的汤等,这样既可以增加营养,还可以促进乳汁分泌。烹调蔬菜时,注意尽量减少维生素 C 等水溶性维生素的损失。

二、特殊环境人群合理膳食

特殊环境人群指处于特殊生活、工作环境和从事特殊职业的各种人群,包括处于高温、低温、缺氧环境,有毒物质、噪声、放射作业环境下生活或工作的人群,以及运动员、脑力劳动者等从事特殊职业的人群。

1. 高温环境人群营养

高温环境通常指 32℃ 以上的工作环境或 35℃ 以上的生活环境,如冶金工业中的炼钢、机械工业的铸造、陶瓷、玻璃等工业炉前作业,农业、建筑、运输业、夏季露天作业等。高温环境下可引起人体代谢和生理状况发生一系列变化,如机体代谢增加,体内蓄热、体温升高,中枢神经系统兴奋性降低等。由于炎热大量出汗而随之丢失大量水分、氨基酸、维生素和矿物质等营养物质,加上食欲下降和消化功能降低又限制了营养素的摄取，如果长期在热环境下作业得不到及时的营养补充，势必会影响机体的营养状况，降低耐热及工作能力。

(1) 高温环境下的营养需要

① 能量。当环境温度在30～40℃之间时，应按照环境温度每增加1℃能量供应增加0.5%的原则作为高温环境作业者的能量供给标准。

② 蛋白质。高温作业者的蛋白质供给量可稍高于常温条件下的供给量，但也不宜过高，以免加重肾脏负担。蛋白质的供应量可占总能量的12%，且应多摄入优质蛋白质以保证膳食营养的质量。

③ 脂肪和碳水化合物。脂肪供应量以不超过总能量的30%为宜，碳水化合物占总能量的比例不应低于58%。

④ 矿物质与维生素。无机盐、维生素的补充以食补为主，应补充钾、钙、镁、铁、锌、硒等盐类及各类维生素，以多食用各种蔬菜、水果、豆类为宜。

(2) 高温环境合理膳食 高温环境下人群的能量及营养素的供给要适当增加，合理搭配、精心烹制。高温作业者常因出汗在短时间内丢失大量的水和无机盐，因此应当及时补充以避免脱水、电解质紊乱，可以通过汤的形式来补充盐分，可以用菜汤、肉汤、鱼汤交替供应，还可摄取一些清凉解暑及含盐的饮料，如盐开水、盐汽水、盐茶水、绿豆汤等。谷类、豆类及动物性食物如鱼、禽、蛋、肉可以补充优质蛋白质及B族维生素。高温作业者维生素C、维生素B_1、维生素B_2、维生素A的需要量也增加。含维生素B_1较多的食物有小麦面、黑米、瘦猪肉等；含维生素B_2和维生素A较多的食物有动物肝脏和蛋类；含维生素C较多的食物为各种新鲜绿色果蔬。

2. 低温环境人群营养与合理膳食

低温环境一般指低于10℃的环境，我国北方地区冬季持续时间较长，南方地区持续较短。此外，职业性接触低温、冷库作业等也属于低温作业的工作环境。低温环境影响人体代谢活动，也对人体营养有特殊要求。

(1) 低温环境人群营养需要 低温环境下人体的能量需要增高，一般情况下基础代谢提高10%～15%。低温条件下与常温下明显不同的是碳水化合物供应宜适当降低，蛋白质供应正常或略高，脂肪供给应当提高到35%～40%。在低温环境下人体对水溶性B族维生素和脂溶性维生素A消耗量均较常温环境下多30%左右。钙的不足主要是因为日照时间短、维生素D作用受限等，每日应当补充钙600～1200mg，可以从含钙丰富的豆类、奶类、虾皮等食物中摄取。维生素C应尽量从新鲜蔬菜和水果中摄取，必要时可从强化食品中提供。寒带地区居民极易缺乏钙和钠，低温环境下摄入较多的食盐可使机体产热功能增强。

(2) 低温环境下合理膳食 在低温环境下摄入一定量的脂肪有助于提高机体的耐寒能力。此外，必须注意碳水化合物的摄入，每日应供给450～600g稻米或面粉。能量食物和油脂食物的供应要充足，如粮食、豆类、动物性食品和食用油等。要注意膳食中钙、钠、钾、镁等矿物质元素有足够数量，以克服在低温条件下这些元素排出较多而血液中浓度偏低的情况。维生素的供给要特别强调抗坏血酸的供应，其他维生素如硫胺素、核黄素、维生素A、烟酸等的供应量也应有所增加，其增加幅度约为30%～50%。因为寒冷地区人群有维生素和矿物质的额外消耗，同时作为这些营养素主要来源的蔬菜以及水果又常常不足，因此膳食中应有数量充足、种类丰富的蔬菜水果；同时应增加动物肝脏、蛋类及瘦肉的供应，以满足机体在低温条件下对维生素A、核黄素、硫胺素的需要。

3. 高原环境人群的营养与合理膳食

一般将海拔3000m以上地区称为高原，在高原地区工作常出现的问题是缺氧，容易引起食欲减退甚至厌食，导致进食量减少、体重减轻。

以高碳水化合物和含有适量优质蛋白质的膳食为宜。初入高原一般可采用蛋白质占10%～15%、脂肪占20%～25%和碳水化合物占60%～70%的比例供给能量，后期脂肪可提高到约35%。适当增加动物性蛋白质含量，用容易消化的小分子糖（如葡萄糖、蔗糖等）代替部分多糖可以提高人的适应能力，减轻急性高原反应，促进高原病患者康复。要适当补充多种维生素制剂。高原作业人群膳食应少吃多餐，禁止暴饮暴食，能量比非高原人群增加10%，增加维生素和无机盐的摄取量，预防高原病的发生。适量补充钾和限制钠的摄入量对防治急性高原反应有益。

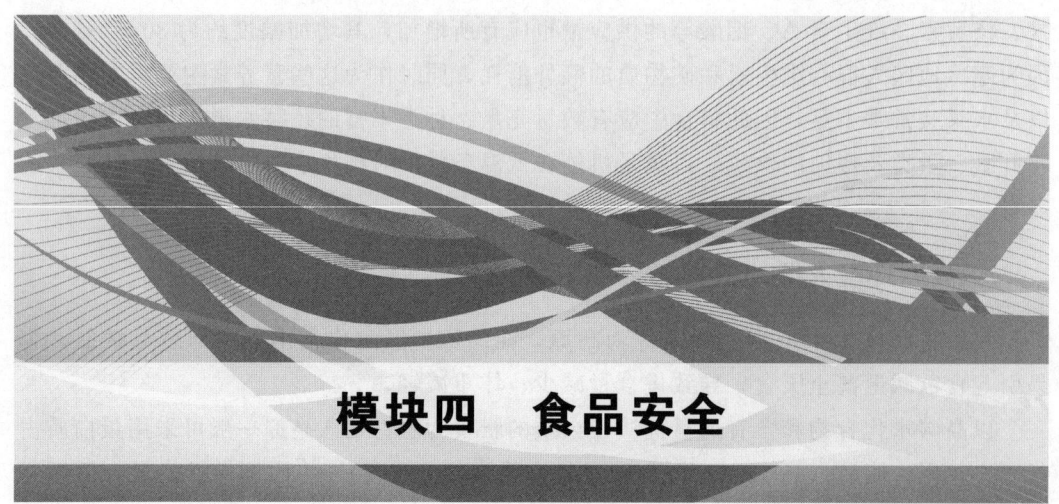

模块四　食品安全

思政与职业素养目标

食品安全指食品无毒、无害，符合应当有的营养要求，对人体健康不造成任何急性、亚急性或者慢性危害。食品安全问题是食物中有毒、有害物质影响人体健康的公共卫生问题。食品安全既包括生产的安全，也包括经营的安全；既包括结果的安全，也包括过程的安全；既包括现实的安全，也包括未来的安全。

民以食为天，食以安为先。营养工作者应增强食品安全意识，培养居安思危、心系人民健康的职业道德修养；严格遵守食品安全管理制度，培养实事求是、科学严谨的工作态度；牢固树立诚信服务、公平公正的职业操守，坚持可持续发展观。

项目一
食品安全基础知识

知识目标

1. 掌握食品安全及食品安全管理的基本概念。
2. 了解食品安全评价程序。

技能目标

能进行食品安全调查与评价。

一、食品安全的基本概念

1. 食品安全的定义

按照《中华人民共和国食品安全法》的定义：食品安全是指食品无毒、无害，符合应有的营养要求，对人体不造成任何急性、亚急性或慢性危害。按照 WHO 的定义：食品安全是指按其原定用途进行制作或食用时不会使消费者健康受到损害的一种保证。食品安全是一个相对和动态的概念，包括以下三层含义。

(1) 数量安全 产品数量充足，能够满足一个地区或国家人们基本生存膳食需要。

(2) 质量安全 指食品在营养品质、卫生品质方面满足和保障人群健康需要。

(3) 可持续性安全 指食品的获取注重生态环境保护和资源的可持续利用。

食品（食物）的种植、养殖、加工、包装、储藏、运输、销售、消费等活动符合国家强制标准和要求，不存在可能损害或威胁人体健康的有毒有害物质以及导致消费者病亡或者危及消费者及其后代的隐患。食品安全既包括生产安全，也包括经营安全；既包括结果安全，也包括过程安全；既包括现实安全，也包括未来安全；既包括食物量的安全，也包括食物质的安全。食物量的安全是指能解决吃得饱的问题，而随着现在生活质量不断提高，人们提起食品安全更多考虑的是质的安全。食物质的安全是指确保食品消费对人类健康没有直接或潜在的不良影响，是食品卫生的重要部分，也是一个全球性的问题。食品污染是影响食品安全的主要问题。

2. 食品卫生的定义

食品卫生是为防止食品污染和有害因素危害人体健康而采取的综合措施。世界卫生组织对食品卫生的定义是：在食品的培育、生产、制造直至被人摄食为止的各个阶段中，为保证其安全性、有益性和完好性而采取的全部措施。研究内容包括：食品污染源的来龙去脉，有害物质的性质分类；为了防止污染，保证食品的卫生质量，食品生产、消费的全过程所应采取的相应措施。

食品安全是对最终产品而言，而食品卫生则是食品安全的一部分，是对生产过程而言。

3. 食品跟踪与追溯

食品跟踪是指实现对食品全流程的信息跟踪。从初级农产品的种植或饲养，到初级农产品的收获运输以及检验，到产品的再加工、包装及储藏，到产品的运输及流通全过程必须做到关键信息的跟踪，以便对关键环节、重点食品进行有效监控。

食品追溯是通过输入产品的基本信息，如追溯码、生产批号等可以查询到产品的种植作业环节、原料运输环节、基地加工环节、成品运输环节的所有信息。通过追溯，实现由下至上的信息追溯，使食品生产流通的每个环节的责任主体可以明确界定。

4. 食品召回与预警

食品召回是指对有潜在安全危险的食品可以按照批号快速追踪到同批号产品的流向并实现快速召回。

食品预警是系统将预警信息按指定的格式，通过手机短信、语音的方式发送到指定用户，实现预警信息的实时通知。预警信息包括针对追溯系统的食品预警情况以及相关企业的检测抽查情况、退市下架情况等。

二、食品安全性评价

食品安全性评价是运用毒理学动物试验结果，并结合人群流行病学调查资料来阐述食品中某种特定物质的毒性、潜在危害及对人体健康的影响性质和强度，预测人类接触后的安全程度。

食品安全性评价主要是阐明某种食品是否可以安全食用，食品中有关危害形成或物质的毒性及其风险大小，利用毒理学资料确认该物质的安全剂量，以便通过风险评估进行风险控制。它是食品安全质量管理的重要内容，其目的是保证食品的安全可靠性。安全性评价的组分包括正常食品成分、食品添加剂、环境污染物、农药、转移到食品中的包装成分、天然毒素、霉菌毒素及其他任何可能在食品中发现的可疑物质。

1. 食品安全性评价的适用范围

① 用于食品生产、加工和保藏的化学和生命物、食品添加剂、食品加工用微生物等。

② 食品生产、加工、运输、销售和保藏等过程中产生的有害物质和污染物，如农药、重金属和生物毒素以及包装材料的溶出物、放射性物质和食品器具的洗涤消毒剂等。

③ 新食品资源及其成分。

④ 食品中其他有害物质。

2. 食品安全性评价程序

根据 GB 15193.1～GB 15193.19 以及关于食品安全性评价方法的研究进展对食品安全性进行评价时需要进行以下阶段的试验和初步工作。

(1) 初步工作 试验前的初步工作包括两方面的内容：首先需要了解受试物生产使用的意义、理化性质、纯度及所获样品的代表性。对受试物的基本要求是能代表人体进食的样品。其次需要估计人体的可能摄入量，如每人每日的平均摄入受试物数量或可能摄入情况和数量、某些人群的最高摄入量等，就可以根据动物试验的结果评价受试物对人体的可能危害程度。如果动物试验的无作用水平比较大，而最高摄入量很小，亦即摄入量远远小于无作用水平，这些受试物就可能被允许使用。

(2) 急性动物毒性试验 急性动物毒性试验是指将某种受试物 1 次或在 24h 内分几次给予试验动物，观察引起动物毒性反应的试验方法。进行急性毒性试验的目的是测定受试物经口对动物的半数致死剂量（LD_{50}）；观察给予受试物后的中毒反应，并与类似化合物相比较，以估计其可能的靶器官等。

(3) 遗传毒理学试验 遗传毒理学试验主要是指对致突变作用进行测试的试验。越来越多的结果说明，致癌剂往往就是致突变物质，而致突变物质也往往具有致癌作用。为了与已知的动物终生试验取得更大的符合率，已经发现的不少致突变试验的测试系统都包括多种致突变试验。

(4) 代谢及药物动力学研究 经代谢及药物动力学研究发现种间的代谢差异及各种化合物的生物半减期的差别，定性、定量地了解受试物对机体的作用及种间的差异；了解不同因素（如剂量、时间、性别、种属等）对吸收、分布、排泄的影响，并以数学公式说明观察到的结果。代谢试验的目的是了解毒物在体内的吸收、分布和排泄速度以及蓄积性；寻找可能的靶器官；为选择慢性毒性试验的合适动物种系提供依据及了解有无毒性代谢产物的形成。

(5) 亚慢性毒性及繁殖致畸试验 亚慢性毒性试验的目的是确定受试物在不同的剂量水平较长期喂养对动物的影响；了解受试物对动物繁殖及子代的致畸作用；评价受试物是否能应用于人类食物中。

(6) 慢性毒性试验 慢性毒性试验实际上包括致癌试验和终生试验。试验目的是发现并鉴定只有长期接触后才出现的毒作用，特别是进行性或不可逆的毒作用以及致癌作用；获得必要的资料并综合前面的研究结果对受试物进行评价。慢性毒性试验是到目前为止评价受试物是否存在进行性或不可逆反应以及致癌性的唯一适当的方法。

3. 风险评估

食品安全性评估程序适用于所有的食品危害因素的安全性评价。按照 CAC 规定，危害风险评估按以下步骤进行：危害识别、危害描述、暴露评估和风险描述。

(1) 危害识别 识别可能产生健康不良效果并且可能存在的某种或某类特别的生

物、化学和物理因素。

(2) 危害描述　对食品中可能存在的生物、化学和物理因素有关的健康不良效果性质定性与定量评价。

(3) 暴露评估　对通过食品的可能摄入和其他有关途径接触的生物、化学和物理因素的定性与定量评价。

(4) 风险描述　根据危害识别、危害描述和暴露量评估，对某一特定人群的已知的或潜在健康不良效果发生的可能和严重性程度进行定性或定量的估计，其中不包括伴随的不确定性。

项目二
危害食品安全的主要因素

> **知识目标**
> 1. 了解食品安全危害因素的范畴。
> 2. 理解生物性、化学性和物理性危害对食品安全的影响。

> **技能目标**
> 能进行食品危害的分析及提出预防措施。

影响食品安全性的因素非常复杂,并存在于食物链的每一个环节。影响食品安全的主要因素有生物性危害因素、化学性危害因素和物理性危害因素。

一、生物性危害因素

主要包括:细菌、霉菌与霉菌毒素、病毒、人畜共患传染病、寄生虫及其虫卵、昆虫等生物危害。

1. 细菌

细菌可以在食物中生存和繁殖。致病性细菌常称为病原菌或致病菌,是导致大多数食物中毒的罪魁祸首。常见细菌性危害包括沙门氏菌、副溶血性弧菌、变形杆菌、金黄色葡萄球菌、肉毒梭菌。细菌产生毒素需要一定的温度条件,温度越适宜,毒素产生的速度就越快。病原菌可产生使人致病的毒素,大多数在烹饪温度下可分解。

控制细菌生长繁殖采取的措施有:加入酸性物质使食品酸度增加;加糖、盐、酒精等使食品的水分活度降低;使食品干燥以降低水分活度;低温或高温保存食品;使食品在危险温度带滞留的时间尽可能短。时间和温度是影响食品中细菌生长最关键的因素,也是食品行业中最常运用的控制细菌生长繁殖的措施。

2. 霉菌与霉菌毒素

霉菌可在粮油类等食品中生长繁殖产生毒素,人和动物摄入含有这种毒素的食品后可产生中毒。常见的种类有麦角中毒、霉玉米中毒、霉变甘蔗中毒等。霉菌生长繁殖和产生毒素需要一定的温度和湿度,中毒往往有明显的季节性和地区性。一般烹调加热处理方法不能破坏去除霉菌毒素,预防霉菌毒素污染,防霉是最根本措施。

3. 病毒

病毒是一类比细菌更为微小的微生物，不会在食品中繁殖，但只需要极少的数量即可使人致病；烹饪时彻底加热可以灭活食品中的病毒。病毒的传播可通过人员的接触或排泄物，可在食品与食品之间、食品接触的表面与食品之间传播；可人与人之间传播，具有传染性。

4. 人畜共患传染病

人畜共患传染病是指由共同病原体引起，人与脊椎动物共同罹患的传染病。常见的人畜共患传染病有炭疽、鼻疽、口蹄疫、结核病、疯牛病、猪瘟、猪出血性败血症、猪丹毒等。发生人畜共患传染病应迅速报告疫情，兽医和卫生部门密切协作，共同在现场完成流行病学调查、动物和人之间疫情的处置工作。

5. 寄生虫及其虫卵

食物引起的寄生虫病是通过食用受感染的食品引起的；寄生虫及虫卵除感染动物外，还会污染植物。低温冷冻或烹饪时彻底加热食品均能有效杀灭寄生虫及虫卵。人感染寄生虫病大多是由于生食、半生食等不良饮食习惯，或食品加热不彻底所导致或食品容器、工具用具交叉污染。常见寄生虫及虫卵污染有绦虫（囊虫）、旋毛虫、蛔虫、钩虫、卫氏并殖吸虫（肺吸虫）、华支睾吸虫（肝吸虫）、广州管园线虫等。

6. 昆虫污染

包括甲虫、蟑螂、蛆、螨类、蛾类、苍蝇等。

二、化学性危害因素

化学性危害是可使人致病的有毒化学物质引起的危害，包括两大类：一是食品本身含有毒物质；二是食品受到有害物质污染。

1. 食品本身含有毒物质

（1）河豚中毒 河豚的内脏、卵巢、血液、鱼皮、鱼头等含有大量河鲀毒素，潜伏期为数分钟至3h，一般先感觉腹部不适、口唇指端麻木、四肢乏力，继而麻痹甚至瘫痪、血压下降、昏迷，最后因呼吸麻痹而死。目前尚无特效解毒药。常用的办法是催吐、洗胃、泻下，为安全起见，一般禁止出售及食用。

（2）鱼类组胺中毒 青皮红肉鱼体内组氨酸含量较高，当鱼不新鲜时，细菌使组氨酸转变成组胺，大量组胺使人产生过敏性中毒。潜伏期为数分钟至数小时。一般会出现面部、胸部及全身皮肤潮红，眼结膜充血，并伴有头痛、头晕、心跳呼吸加快，皮肤可出现斑疹或荨麻疹。该中毒恢复较快，预后良好。预防方法：不采购不新鲜的鱼，运输、贮存、加工都要注意低温保鲜；食前加热，加醋。

（3）植物毒素 植物毒素是对植物生长有抑制作用或对植物有毒的天然物质，对人体也有毒害作用。如四季豆中含有皂素、红细胞凝集素，一般食用后的1～5h易发生中毒。中毒者会出现恶心、呕吐、腹痛、腹泻、头晕、出冷汗等症状。预防四季豆食物中毒的措施有：①烧熟煮透；②烹调时先将四季豆放入开水中烫煮10min后再炒；③使用大锅的集体供餐单位，为防止烧炒不透，尽量不供应四季豆等豆荚类食物。

(4) 毒蕈（毒蘑菇） 因毒素种类的不同而中毒症状不同，严重的可导致抽搐、痉挛、昏迷，甚至出现幻觉、溶血和肝脏损伤等症状，死亡率高。

2. 食品中残留的有毒有害物质

(1) 农药残留 目前世界各国化学农药品种约1400多个，主要有有机磷、有机氯、有机汞、有机砷、氨基甲酸酯、拟除虫菊酯等。农药对人体易造成急性中毒和慢性中毒。滥用国家明令禁止用于蔬菜水果的高毒和剧毒农药或者违反安全间隔期规定，在接近收获期施用农药的蔬菜水果投放市场更易引起急性中毒。如有机磷农药，进食0.5h后可陆续出现症状，中毒者会出现头痛、头晕、恶心、呕吐、视力模糊等，严重者瞳孔缩小、呼吸困难、昏迷，可因呼吸衰竭而死亡。

预防农药食物中毒的措施：①选择信誉良好的供应商；②严禁使用国家明令禁止用于蔬菜水果的高毒和剧毒农药；③不得违反安全间隔期规定。喷洒农药的安全间隔期：夏季5～7天、春秋季7～10天、冬季>15天。

(2) 兽药残留 违法养殖户在猪饲料中添加瘦肉精（盐酸克伦特罗），以提高猪的瘦肉产量。食用猪肉后的0.5～2h出现症状，中毒者会出现心跳加快、肌肉震颤、头晕、恶心、脸色潮红等症状。预后良好，但对高血压、心脏病、糖尿病、甲亢、青光眼、前列腺肥大等疾病患者会加重病情。

预防瘦肉精中毒措施：①禁止在饲料中掺入瘦肉精，选择信誉良好的供应商，不要采购市场外无证摊贩经营的产品；②肉色较深、肉质鲜艳、后臀肌肉饱满突出、脂肪非常薄的猪肉可能使用过瘦肉精；③猪内脏最好选择有品牌的产品。

3. 食品加工过程中有害物质

(1) 食品添加剂 目前我国允许使用的食品添加剂约2000多种，广泛应用于食品的生产加工过程中。按照我国目前食品生产的工业化程度，较难严格控制食品添加剂的使用量，滥用、超范围使用食品添加剂的现象依然存在。

如亚硝酸盐，一种白色或淡黄色结晶，味稍苦咸，似食盐。进入人体后，能使血液中Fe^{2+}氧化为Fe^{3+}，高铁血红蛋白不能与氧结合，组织缺氧，中枢神经受损，大脑皮层抑制。摄入0.2～0.5g即能引起中毒，3g可使人致死。潜伏期仅数分钟至3h，中毒者会出现口唇、舌尖、指尖青紫等缺氧症状，自觉头晕、乏力、心率快、呼吸急促，严重者会出现昏迷，甚至死亡。

预防亚硝酸盐食物中毒措施：规范使用亚硝酸盐在肉制品中的添加量，添加量符合国家标准；不使用来历不明的"食盐"或"味精"；尽量少食用泡腌菜，至少腌制15天以上再食用；不吃腐烂变质的蔬菜。

(2) 多环芳烃类 多环芳烃（PAHs）是煤、石油、木材、烟草、有机高分子化合物等有机物不完全燃烧时产生的挥发性碳氢化合物，其分子结构由两个或两个以上苯环组成，是重要的环境和食品污染物，具有致癌、致畸和致突变性。我国国家标准规定，熏、烧、烤肉类和熏、烤水产品中苯并芘的含量不得大于 5μg/kg。

食品中 PAHs 主要来源于自然界天然存在、环境污染及食品加工过程。食品加工就是在一定的工艺条件下，食品组分发生一系列复杂的化学和生物化学相互作用过程，并形成特定的食品品质。食品加工过程中，食品中多环芳烃的生成分为外部因素和内部因素。加热时间、加热温度和加热方式均对食品中多环芳烃的生成有影响。食品内部因素主要指食品本身组分及相关理化性质，如脂质、蛋白质、氨基酸、碳水化合物、水分和 pH 值等。

控制 PAHs 生成的措施：①加强环境治理，降低环境污染对食品原料安全的影响；②改进食物加工方式，减少熏制、烘烤食品及烘干粮食等加工过程，应改进燃烧过程，避免使食品直接接触炭火，使用熏烟洗净器或冷熏液；③不在柏油路上晾晒粮食和油料种子等。

(3) 杂环胺类 20世纪70年代末，人们发现从烤鱼或烤牛肉炭化表层中提取的化合物具有致突变性，而且其致突变活性比苯并芘强烈。随后在鱼和肉制品以及其他含氨基酸和蛋白质的食品中也发现类似的致突变性物质。经多年的研究证明，这类致突变物质主要是复杂的杂环胺类化合物，例如，咪唑、喹啉、甲基咪唑喹啉等。

杂环胺类化合物的主要危害之一是具有致突变性，对哺乳类细胞也具有显著的遗传毒性，表现为诱发基因突变、染色体畸变、姐妹染色单体交换、DNA 链断裂和程序外 DNA 合成等。杂环胺类化合物的另一个重要危害是致癌作用。杂环胺类化合物对啮齿动物均具不同程度的致癌性，致癌的主要靶器官为肝脏，其次是血管、肠道、前胃、乳腺、阴蒂腺、淋巴组织、皮肤和口腔等。

预防杂环胺污染食品的措施：①改变不良烹调方式和饮食习惯。杂环胺类化合物的生成与不良烹调加工方式有关，特别是过高温度烹调食物可以产生较多的杂环胺类化合物。因此，应注意不要使烹调温度过高，不要烧焦食物，并应避免过多食用烧烤煎炸的食物。采用一些能够减少杂环胺生成的烹饪加工方式，如水煮、气蒸等。②增加蔬菜、水果的摄入量。膳食纤维有吸附杂环胺并降低其活性的作用。蔬菜、水果中的某些物质如酚类、黄酮类等活性成分有抑制杂环胺的致突变性和致癌性的作用。③灭活处理。次氯酸、过氧化酶等处理可使杂环胺氧化失活，亚油酸可降低杂环胺的诱变性。④加强监测。要建立和完善杂环胺的检测方法，加强食物中杂环胺含量监测。

三、物理性危害因素

1. 物理性危害及种类

物理性危害包括任何在食品中发现的不正常的有潜在危害的外来物。如食品与金属、玻璃等接触，误食后可能对消费者造成伤害。食品中引起物理危害的主要种类及来源：①玻璃、仪表表盘、温度计等；②沙石、装修材料、建筑物；③塑料、包装材料等；④珠宝、首饰、纽扣等；⑤放射性物质、超剂量辐照等及其他外来物。

2. 物理性危害的预防方法

建立完善的食品安全计划，从食品原料采购、验收、储存、加工、包装及销售各个环节制定标准流程，完善预防物理性危害的具体措施并实施于实际生产过程中，建立纠偏措施；定期维护机器设备，预防金属等物质掺入食品。

项目三
食品腐败变质及控制措施

> 🔍 **知识目标**

1. 了解食品腐败变质的基本概念。
2. 熟悉食品腐败变质的主要原因。
3. 掌握食品腐败变质的鉴定指标和食品保藏的基本方法。

> ⚡ **技能目标**

能够对食品腐败变质进行鉴别并提出安全保藏指导。

一、食品腐败变质的定义

食品腐败变质是指食品受到各种内外因素的影响,造成其原有化学性质、物理性质和感官性状发生改变,降低或失去其营养价值和商品价值的过程。食品腐败变质可使食品带有使人难以接受的不良感官性质,如刺激性气味(如酸臭味、霉味、腐臭味、哈喇味等)、异常颜色、组织溃烂等。食品变质后,食品各成分物质被严重分解破坏,不仅蛋白质、脂肪和糖类发生降解破坏,而且维生素、无机盐也有严重的流失和破坏,并且,腐败过程产生的胺类为亚硝胺类的形成提供前体物。食品腐败变质不仅降低食品的营养价值,使人产生厌恶感,还可产生各种有毒有害物质,引起食用者发生急性中毒或产生慢性毒害。腐败变质食品一般都污染严重并有大量微生物繁殖,由于菌相复杂和菌量增多,所以致病菌和产毒霉菌存在的机会较大,以致引起人体不良反应和食物中毒的可能性比较大。

食品的腐败变质是一个复杂的生物化学反应过程,从腐败变质对食品感官品质的影响来看,食品腐败变质的类型主要有以下几种。

(1)变黏 腐败变质食品变黏主要是由于细菌生长代谢形成的多糖所致,常发生在以碳水化合物为主的食品中。常见的使食品变质的微生物有黏液产碱杆菌、类产碱杆菌、无色杆菌属、气杆菌属、乳酸杆菌、明串珠菌等,少数酵母也会使食品腐败变黏。

(2)变酸 食品变酸常发生在碳水化合物为主的食品和乳制品中。食品变酸主要是由于腐败微生物生长代谢所致,主要的微生物包括醋酸菌属、丙酸菌属、假单胞菌属、微球菌属、乳胶链球菌属和乳酸杆菌等,少数霉菌如根霉也会利用碳水化合物产酸,从而造成食品腐败变质。

(3) 变臭 食物变臭主要是细菌分解以蛋白质为主的食品产生有机胺、氨气、硫化物和粪臭素等所致。常见的分解蛋白质的细菌有梭状芽孢杆菌属、变形杆菌属、芽孢杆菌属等。

二、影响食品腐败变质的因素

食品腐败变质是微生物作用、食品基质特性和环境因素三个方面相互作用、相互影响、互为条件下的结果。

1. 微生物的作用

微生物作用是引起食品腐败变质的最主要原因。引起食品腐败变质的微生物包括细菌、酵母和霉菌。

(1) 细菌 在一般情况下,以细菌引起的腐败变质尤为多见。产碱菌属、假单胞菌属、芽孢杆菌属具有较强的分解蛋白质、脂肪的能力,如肉毒梭状芽孢杆菌易引起罐头的腐败变质;芽孢杆菌属和梭状芽孢杆菌属的某些种,如淀粉梭状芽孢杆菌、蜡样芽孢杆菌等,具有较强的分解糖的能力。

(2) 霉菌 霉菌能引起食品中蛋白质、碳水化合物和脂肪的分解。如粮食、蔬菜、水果等霉变,以曲霉属和青霉属霉菌多见。

(3) 酵母 具有较强的有机酸分解能力,可使糖浆、蜂蜜和蜜饯等食品发酵变质。

2. 食品基质特性

(1) 食品的营养成分 作为食物的动植物本身组织含有各种组织酶,在适宜的温湿度条件下,酶的活动增强,使食物蛋白质、脂肪和糖类等物质分解,产生硫化氢、氨等难闻气体和有毒物质,使食品腐败变质而不能食用。鱼、肉、禽、蛋、乳等动物性食品,蛋白质含量丰富,保存不当就会腐败变质。蔬菜和水果等植物性食品蛋白质含量较少,但在氧化酶的作用下促进自身的呼吸作用,消耗营养成分而变得枯黄乏味,植物的呼吸热还使食品温度升高,微生物的活动加剧,从而加速食品的腐烂变质。

(2) 食品的水分 食品中水分活度的高低影响微生物在食品中的生长和繁殖。细菌要求水分活度大于 0.91,霉菌要求水分活度大于 0.80,酵母要求水分活度大于 0.87。当食品中水分活度小于 0.5 时,几乎所有的微生物不能生长。因此,食品中的水分影响食品的腐败变质。

(3) 其他因素 食品的 pH 值、渗透压、组织状态对食品的腐败变质均有影响。

3. 环境因素

温度、湿度、氧气和光照等环境因素在食品的腐败变质中起重要作用。

(1) 温度 温度变化会使食品中的各种成分发生化学变化,使得食品中酶的催化速度发生变化,从而导致食品变质。温度对酶促反应的影响比对非酶反应的影响复杂,当温度升高,酶促反应速度加快;当温度升高到使酶的活性被钝化时,酶促反应就会受到抑制或停止。合适的温度有利于微生物的生长繁殖，食品更容易腐败变质。

（2）**湿度** 水分含量的变化不仅能够改变食品中所含的营养成分、风味物质和外观形态，而且会影响食品中各种微生物的生长与活动，因此食品的水分含量与食品的质量密切相关。

（3）**氧气** 氧化作用会引起富含脂肪的食品酸败，同时伴随有刺激性或酸败臭味产生，导致食品变质。氧气对大部分需氧或兼性需氧性微生物来说是不可缺少的。

（4）**光照** 光线照射会促进食品中化学反应的发生，如脂肪的氧化、色素的变化、蛋白质的凝固等反应，都会因光线的照射而加速，从而加速食品的腐败变质。

三、食品腐败变质的化学过程及鉴定指标

食品腐败变质的过程实质上是食品中蛋白质、糖类、脂肪等的分解变化，其程度常因食品种类、微生物种类和数量以及其他条件的影响而异。

1. 食品蛋白质腐败变质及鉴定指标

肉、鱼、禽、蛋及其他含蛋白质较多的食品主要以蛋白质分解为其腐败变质特征。腐败时，蛋白质酶作用下首先分解为肽链，再经过断链逐步分解为氨基酸，氨基酸在相应酶的作用下分别形成甲胺、腐胺、尸胺、组胺和色胺等。蛋白质腐败变质的鉴定，一般从感官指标、化学指标、物理指标和微生物指标四个方面着手。感官指标简易方便，其敏感性高，最为实用。化学指标主要包括挥发性盐基总氮（TVBN）、三甲胺、K值等。物理指标主要研究食品的浸出物量、浸出液的电导率、折射率、冰点下降、黏度上升等指标。微生物指标主要是细菌总数和大肠菌群总数。

2. 食品中脂肪的酸败及鉴定指标

食用油脂与食品中脂肪酸败程度受脂肪酸的饱和程度、食品中微生物的解脂酶以及外界环境中紫外线、氧、水分、天然抗氧化物质等多种因素的影响。在脂肪酸败过程中，由于脂肪酸的分解，其固有的碘价（值）、凝固点（熔点）、密度、折射率、皂化价等也必然发生变化，产生脂肪酸败所特有的"哈喇"味，这些变化常常被作为油脂酸败鉴定中较为实用的指标。

3. 食品中糖类的分解及鉴定指标

食品中的糖类包括纤维素、半纤维素、淀粉、糖原、双糖、单糖等，含这些成分较多的食品主要是粮食、蔬菜、水果和糖类制品。在微生物及动植物组织中的各种酶及其他因素作用下，这些食品组成成分被分解成单糖、醇、醛、酮、羧酸、二氧化碳和水等低级产物。碳水化合物含量高的食品变质的主要特征是酸度升高、产气和稍带有甜味、醇类气味等。

四、食品腐败变质的控制措施

食品腐败变质的控制就是要针对引起腐败变质的各种因素，采取不同的方法或方法

组合，杀死腐败微生物或抑制其在食品中的生长繁殖，从而达到延长食品货架期的目的。

1. 食品的低温保藏

食品在低温下本身酶活性及化学反应得到延缓，食品中残存微生物生长繁殖速度大大降低或完全被抑制，因此食品的低温保藏可以防止或减缓食品的变质，期限内可较好地保持食品的品质。低温保藏一般可分为冷藏和冷冻两种方式。一般的冷藏是指在不冻结状态下的低温贮藏。食品的冷冻保藏是指在$-18℃$以下冷冻贮藏。

2. 食品的加热杀菌保藏

食品的腐败常常是由于微生物和酶所致。食品通过加热杀菌和使酶失活可久贮不坏，但必须不重复染菌，因此要在装罐装瓶密封以后灭菌，或者灭菌后在无菌条件下充填装罐。食品加热杀菌的方法很多，主要有常压杀菌（巴氏消毒法）、加压杀菌、超高温瞬时杀菌、微波杀菌、远红外线加热杀菌和欧姆杀菌等。

3. 食品的干燥和脱水保藏

食品的干燥和脱水保藏是一种传统的保藏方法。其原理是降低食品的含水量（水分活度），抑制微生物的生长繁殖。各种微生物要求的最低水分活度值是不同的。食品干燥、脱水方法主要有：日晒、阴干、喷雾干燥、减压蒸发和冷冻干燥等。

4. 食品的化学保藏

化学保藏法包括盐藏、糖藏、醋藏、酒藏和防腐剂保藏等。盐藏和糖藏都是根据提高食物的渗透压来抑制微生物的活动；醋和酒在食物中达到一定浓度时也能抑制微生物的生长繁殖；防腐剂能抑制微生物酶系的活性以及破坏微生物细胞的膜结构。

5. 食品的气调保藏

气调保藏是指用阻气性材料将食品密封于一个改变了气体成分的环境中，从而抑制腐败微生物的生长繁殖及生化活性，达到延长食品货架期的目的。气调保藏可以降低果蔬的呼吸强度；降低果蔬对乙烯作用的敏感性；减轻果蔬组织在冷害温度下积累乙醛、醇等有毒物质，从而减轻冷害；抑制食品微生物的活动；抑制或延缓其他不良变化。因此，气调保藏特别适合于鲜肉、果蔬的保鲜，另外还可用于谷物、鸡蛋、鱼产品等的保鲜或保藏。

6. 食品的辐照保藏

食品的辐照保藏是指用放射线辐照食品，借以延长食品保藏期的技术。辐射线主要包括紫外线、X射线和γ射线等，其中紫外线穿透力弱，只有表面杀菌作用，而X射线和γ射线（比紫外线波长更短）是高能电磁波，能激发被辐照物质的分子，使之引起电离作用，进而影响生物的各种生命活动。

7. 食品的超声波杀菌

频率在 9~20kHz 的超声波对细菌的破坏作用主要是强烈的机械震荡作用,使细胞破裂、死亡。超声波作用于液体物料,产生空化效应,空化泡剧烈收缩和崩溃的瞬间,泡内会产生几百兆帕的高压、强大的冲击波及数千摄氏度的高温,对微生物会产生粉碎和杀灭作用。超声波灭菌机制可用于食品杀菌、食具的消毒和灭菌及医护人员的洗手消毒等。

此外,近年来出现了高压放电杀菌等新型杀菌技术,在食品工业中的应用前景可期。

项目四
食物中毒及预防

知识目标

1. 了解食物中毒与中毒食品的概念，食物中毒的特点、分类及流行病学的特征。
2. 掌握细菌性食物中毒、有毒动植物性食物中毒的特点及处理原则。
3. 熟悉化学性食物中毒的特点及预防措施。

技能目标

学会分辨食物中毒的类型，针对中毒的特征采取正确的处理方法。

一、食源性疾病及食物中毒

1. 食源性疾病

食源性疾病是指通过摄食而进入人体的有毒有害物质（包括生物性病原体）等致病因子所造成的疾病。一般可分为感染性和中毒性，包括常见的食物中毒、肠道传染病、人畜共患传染病、寄生虫病以及化学性有毒有害物质所引起的疾病。

食源性疾病包括三个基本要素：①传播疾病的媒介是食物；②食源性疾病的致病因子是食物中的病原体；③临床特征表现为急性中毒或急性感染。

引起食源性疾病的致病因子：①病原体，包括细菌、病毒、真菌、寄生虫等微生物，如沙门氏菌、大肠杆菌、金黄色葡萄球菌、诺如病毒等。②化学物质，包括重金属、农药、化肥、添加剂、防腐剂等，如铅、汞、农药残留、硝酸盐等。③生物毒素，包括真菌毒素、海洋毒素、动植物毒素等，如黄曲霉毒素、赤潮毒素、毒蘑菇等。④放射性物质，包括天然放射性物质和人工放射性物质，如铀、钍、镭、核辐射等。⑤其他因素：如过敏原、食物不耐受等。

2. 食物中毒

食物中毒指摄入了含有生物性、化学性有毒有害物质的食品或把有毒有害物质当作食品摄入后所出现的非传染性急性、亚急性疾病。

食物中毒是食源性疾病中最为常见的疾病。食物中毒既不包括因暴饮暴食而引起的急性胃肠炎、食源性肠道传染病和寄生虫病，也不包括因一次大量或长期少量摄入某些有毒有害物质而引起的以慢性毒害为主要特征（如致癌、致畸、致突变）的疾病。

二、引起食物中毒的原因

引起食物中毒的原因除了食物被致病因子污染或自身存在的致病因子外，另外的主要原因就是这些被污染的或自身具有致病因子的食物没有经过合理的加工方法进行加工。因此，所有预防食物中毒的措施都是从如何减少食品污染和如何正确加工食品这两个方面来进行。一般常说的不正确加工包含两个方面的含义：一方面是食物在加工过程中没有将原来本身含有的有毒有害物质去除。例如，受病原菌污染的生肉在加热过程中没有达到足够的温度，致使病原菌继续残存，这些残存的病原菌在适当的温度和时间下会进一步繁殖或进一步产生毒素使食用者发生食物中毒。另一方面是食物在加工过程中又被污染，常见于以下几个方面：①在食品加工过程中误用了有毒有害物质。②交叉污染。细菌从已受到污染的食物或器具传播到其他已彻底处理过的食物上去。③不良卫生习惯。人体本身容易携带某些致病性微生物，尤其是在鼻腔、口腔、手、耳朵、伤口等地方，不良的个人卫生习惯会把致病菌从人体带到食物上去。④不正确的贮存。这些是引起大量食物中毒的常见原因。

三、食物中毒的特点

1. 食物中毒流行病学特点

(1) 发病季节性特点 细菌性食物中毒主要发生在5～10月份，化学性食物中毒全年均可发生。

(2) 中毒地区性特点 东南沿海多发生副溶血性弧菌食物中毒，肉毒梭状芽孢杆菌中毒主要发生在新疆地区；霉变甘蔗和发酵米面中毒多发生在北方地区。

(3) 食物中毒原因分布特点 微生物引起的食物中毒最常见，其次为化学性食物中毒。

(4) 食物中毒病死率特点 病死率较低。

(5) 食物中毒发生场所分布特点 集体食堂发生的食物中毒人数最多，饮食服务单位次之，家庭占第三位，但家庭引起的食物中毒报告起数和死亡的总人数均最多。

(6) 引起食物中毒的食品种类分布特点 在我国引起食物中毒的各类食物中，动物性食品引起的食物中毒较为常见，占50%以上。其中肉及肉制品引起的食物中毒居首位。

2. 食物中毒的发病特点

① 潜伏期短，来势急剧，呈爆发性，短时间内可有多数人发病，发病曲线呈突然上升趋势。

② 发病与食物有关，患者有食用同一污染食物史，流行波及范围与污染食物供应范围相一致，停止污染食物供应后，流行即告结束，发病曲线无余波。

③ 中毒患者临床表现基本相似，以胃肠道症状为主。

④ 人与人之间无直接传染性。

四、食物中毒的种类及预防

1. 细菌性食物中毒

细菌性食物中毒是由于吃了含有大量细菌或细菌毒素的食物而引起的中毒，是食物中毒中最常见的一类。

(1) 细菌性食物中毒的类型 细菌性食物中毒全年皆可发生，但在夏秋季节发生较多，引起细菌性食物中毒的食物主要为动物性食品。一般病程短、恢复快、预后良好，对免疫力低的人群，如老人、儿童、患者和身体衰弱者，发病症状常较为严重。细菌性食物中毒按发病机理可分为三型。

① 感染型。病原菌随食物进入肠道，在肠道内继续生长繁殖、附于肠黏膜或侵入黏膜及黏膜下层，引起肠黏膜的充血、白细胞浸润、水肿、渗出等炎性病理变化。某些病原菌进入黏膜固有层后可被吞噬细胞吞噬或杀灭，死亡的病原菌（如沙门氏菌属）可释放出内毒素，内毒素可作为致热原刺激体温调节中枢引起体温升高，亦可协同致病菌作用于肠黏膜，使机体产生胃肠道症状。

② 毒素型。某些病原菌（如葡萄球菌）污染食品后，在食品中大量生长繁殖并产生引起急性胃肠炎反应的肠毒素（外毒素）。多数病原菌产生的肠毒素为蛋白质，对酸有一定的抵抗力，随食物进入肠道后主要作用于小肠黏膜细胞膜上的腺苷酸环化酶或鸟苷酸环化酶使其活性增强，使分泌功能改变，对Na^+和水的吸收抑制而对Cl^-的分泌亢进，使Na^+、Cl^-、水在肠腔潴留而导致腹泻。

③ 混合型。某些病原菌（如副溶血性弧菌）进入肠道除侵入引起肠黏膜的炎性反应外，还产生引起急性胃肠道症状的肠毒素。这类病原菌引起的食物中毒是致病菌对肠道的侵入及其产生的肠毒素的协同作用。

(2) 细菌性食物中毒发生的原因 细菌性食物中毒发生的基本条件是：①细菌污染食物；②在适宜的温度、水分、pH及营养条件下，细菌急剧大量繁殖或产毒；③进食前食物加热不充分，未能杀灭细菌或破坏其毒素。细菌性食物中毒发生的原因可能是食物在宰杀或收割、运输、储存、销售等过程中受到病原菌的污染，被致病菌污染的食物在较高的温度下存放，食品中充足的水分、适宜的pH及营养条件使致病菌大量繁殖或产生毒素；食品在食用前未烧熟煮透或熟食受到生食交叉污染，或食品受到从业人员中带菌者的污染。

(3) 细菌性食物中毒发生的预防 措施加强卫生宣传教育，改变生食等不良习惯；严格遵守牲畜屠宰前、屠宰中和屠宰后的卫生要求，防止污染；食品加工、储存和销售过程严格遵守卫生制度，做好食具、容器和工具的消毒，避免生熟交叉污染；食品在食用前加热充分，以杀灭病原菌和破坏毒素；在低温或通风阴凉处存放食品，控制细菌的繁殖和毒素形成；食品加工人员、医院、托幼机构人员和炊事人员应认真执行就业前的体检和录用后定期查体的制度，经常接受食品卫生教育，养成良好的个人卫生；加强食品卫生质量检查和监督管理；食品卫生监督部门应加强对食堂、食品餐点、食品加工厂等相关部门的卫生检验检疫工作，建立快速可靠的病原菌检测技术。

(4) 细菌性食物中毒发生的处理原则 对食物中毒的患者停止食用可疑食物，并对患者分泌物取样送到卫生检疫部门进行检验，采用物理或者化学方法使患者排出体内剩余的有毒物质，同时进行对症治疗。对导致中毒的可疑食品进行封存，同时对食品取样送检，追回已销售或生产的可疑食品进行集中有效的处理。

2. 真菌及其毒素食物中毒

真菌在谷物或其他食品中生长繁殖产生有毒的代谢产物，人和动物食入这种毒性物质发生的中毒称为真菌毒素食物中毒。中毒的发生主要通过被真菌污染的食品，用一般的烹调方法加热处理不能破坏食品中的真菌毒素。

霉菌毒素中毒具有以下特点：中毒的发生主要通过被霉菌污染的食物；被霉菌毒素污染的食品和粮食用一般烹调方法加热处理不能将其破坏去除；没有污染性免疫，霉菌毒素一般都是小分子化合物，机体对霉菌毒素不产生抗体；霉菌生长繁殖和产生毒素需要一定的温度和湿度，因此中毒往往有明显的季节性和地区性。

3. 动植物性食物中毒

食入动物性食品引起的食物中毒即为动物性食物中毒。动物性中毒主要有将天然含有有毒成分的动物或动物的某一部分当作食品，误食引起中毒反应；在一定条件下产生了大量的有毒成分的可食的动物性食品，如食用鲐鱼等也可引起中毒。近年，我国发生的动物性食物中毒主要是河豚中毒，其次是鱼胆中毒。

植物性食物中毒是因误食有毒植物或有毒的植物种子，或烹调加工方法不当，没有把植物中的有毒物质去掉而引起的中毒。最常见的植物性食物中毒为四季豆中毒、毒蘑菇中毒、木薯中毒。植物性食物中毒主要有 3 种。①将天然含有有毒成分的植物或其加工制品当作食品，如桐油、大麻油等引起的食物中毒。大麻油由大麻子加工而成，毒性成分主要是大麻树脂，其主要成分有麻醉和较强的毒性，损伤神经系统，临床表现为口麻、咽干、哭笑无常、四肢麻木、视物不清等。②在食品加工过程中，将未能破坏或除去有毒成分的植物当作食品食用，如木薯、苦杏仁等。③在一定条件下不当食用大量有毒成分的植物性食品，如食用鲜黄花菜、发芽马铃薯、未腌制好的咸菜或未烧熟的扁豆等造成中毒。

此类食物中毒的特征主要有：季节性和地区性较明显，这与有毒动物和植物的分布、生长成熟、采摘捕捉、饮食习惯等有关；散发性发生，偶然性大；潜伏期较短，发病率和病死率较高，但因有毒动物和植物种类的不同而有所差异。

4. 化学性食物中毒

化学性食物中毒是指食入化学性毒物污染的食品引起的食物中毒。化学性食物中毒常见的毒性物质包括金属毒物、化学农药、亚硝酸盐、假酒、鼠药等。

(1) 化学性食物中毒原因 引起的原因包括食用被有毒有害的化学物质污染的食品；或将有毒有害化学毒物当作食品；或在食品中添加非食品级、伪造的、禁止使用的食品添加剂、营养强化剂；或超量使用食品添加剂、营养素发生变化的食品，如酸败的油脂等。

（2）化学性食物中毒发病特点　发病与进食时间、食用量有关。一般进食后不久发病，常有群体性，剩余食品、呕吐物、血和尿等样品中可测出有关化学毒物。患者有相同的临床表现，例如亚硝酸盐中毒的特征性是高铁血红蛋白血症引起的发绀，有头痛、心悸、口唇、指甲及全身皮肤、黏膜发绀等症状体征。

（3）化学性食物中毒预防措施　广泛宣传农药等有毒有害化学物质安全使用知识；有毒有害化学物质要专人专管，不能与食品混放；严格执行农药及有毒有害化学物质安全使用国家标准；加强宣传，不要误食有毒有害化学物质。

项目五
各类食品安全要求

知识目标

1. 熟悉各类食品常见的安全问题。
2. 掌握各类食品的安全要求。

技能目标

能根据各类食品安全调查要求进行评价。

食品从生产到运输、储存、销售等各个环节,均可能受到化学性、物理性和生物性等有毒有害物质的污染,进而出现安全问题,威胁人体健康。因此需要熟悉各类食品的安全问题和安全管理要求,有利于采取适当的措施,确保食品安全。

一、植物性食品的安全要求

1. 粮豆

(1) 影响粮豆食品安全的因素

① 霉菌及其毒素的污染。在湿度大、温度高的环境中,霉菌易在粮豆中生长繁殖,并使粮豆发生霉变,不仅使其感官性状发生变化,降低或失去营养价值和食用价值,而且可能产生毒素,对人体健康造成危害。常见的污染菌有青霉、毛霉、曲霉、根霉、镰刀菌等。

② 农药残留污染。粮豆种植中防治病虫害和除草时施用的农药通过水、空气、土壤等途径被粮豆作物吸收。粮豆中残留的农药可通过膳食进入人体内,并引起人类疾病或中毒。

③ 其他有害化学物质污染。主要是汞、镉、砷、铅、铬和氰化物等的污染,主要来自未经处理或处理不彻底的工业废水和生活污水对农田的灌溉;加工过程或包装材料造成污染。

④ 仓储虫害污染。仓库害虫种类很多,我国有50多种,如甲虫(大谷盗、米香、黑粉虫等)、螨虫(粉螨)及蛾类(螟蛾)等。当仓库温度在18~21℃、相对湿度在65%以上时,适于虫卵的孵化及生长繁殖。

⑤ 其他污染。粮豆类在储藏过程中,由于自身酶的作用,营养物质发生分解,自

然陈化从而导致风味和品质发生改变。麦角、毒麦、苍耳子、曼陀罗籽等均是粮豆在农田生长期和收割时可能混杂的有毒植物种子。这些种子误食后可对人体产生一定的毒性作用。泥土、砂石和金属是粮豆中主要的无机夹杂物，影响感官性状，还可能对人体健康造成一定损害。

(2) 粮豆的安全要求

① 保证粮豆的安全水分。粮豆中水分含量与粮豆的代谢活动密切相关。当水分含量过高时，代谢活动增强而产生热量，真菌、害虫易生长繁殖，使粮豆发生霉变。因此，应将粮豆水分含量控制在安全水分以下。粮谷的安全水分为 12%～14%，豆类为 10%～13%。

② 合理使用农药。确定农药的最高用药量、合适的施药方式、最多使用次数和安全间隔期，加大对农药使用的过程监管，严格执行 GB 2763 等农药国家标准。

③ 防止有害化学物质及有毒种子的污染。严禁使用未经处理或处理不达标的工业废水和生活污水灌溉农田，定期检测农田污染程度及农作物的无机有害物残留量，防止污水中重金属等有毒物质对粮豆的污染。粮豆生产过程中应加强选种及收获后的管理，尽量减少有毒种子污染，在加工过程中加强筛选和监管。

④ 严格遵守仓储卫生要求。主要包含质检和仓储环境的建立与维护。

⑤ 运输、销售过程的卫生要求。运输的交通工具、粮豆包装材料符合卫生要求，且在包装袋上必须标明"食品包装用"字样。

2. 果蔬类

(1) 影响果蔬食品安全的因素

① 微生物及寄生虫卵污染。果蔬在栽培过程中易被肠道致病菌和寄生虫卵污染，在运输、贮藏或销售过程中也会受到肠道致病菌的污染。表皮破损严重的果蔬微生物污染率更高。

② 工业废水和生活污水污染。

③ 农药残留污染。

④ 其他污染。果蔬储藏稍有不适，在微生物及自身酶的作用下极易发生腐败变质。

(2) 果蔬的安全要求

① 防止微生物及寄生虫卵污染。采用沼气池，既可杀灭人畜粪便中的致病菌和寄生虫卵，还可提高肥效；生活污水必须先经沉淀去除寄生虫卵和杀灭致病菌后方可用于灌溉。

② 工业废水灌溉卫生要求。工业废水应经无害化处理，水质符合国家工业废水排放标准后方可灌溉。

③ 农药使用卫生要求。严格遵守并执行有关农药安全使用规定，根据国家标准严格执行农残检验，确保农残在安全计量范围内。

二、动物性食品的安全要求

1. 畜禽肉

（1）影响畜禽肉食品安全的因素

① 腐败变质。畜禽肉在屠宰时肉呈中性或弱碱性（pH 7.0～7.4），宰后畜禽肉从新鲜到腐败变质要经僵直、后熟、自溶和腐败四个过程。在自溶阶段，蛋白质分解产物硫化氢、硫醇与血红蛋白或肌红蛋白中的铁结合，影响肉的质量。而在腐败阶段，自溶为细菌的入侵、繁殖创造了条件，细菌的酶使含氮物质分解，使肉的 pH 上升。腐败变质主要表现为畜肉发黏、发绿、发臭。腐败肉含有的蛋白质和脂肪分解产物可导致人体中毒。

② 人畜共患传染病。有些牲畜疾病虽不感染人，但当牲畜患病以后，可以继发沙门菌感染，引发食品卫生问题。常见人畜共患传染病有炭疽、囊虫病、结核、旋毛虫病、鼻疽、猪瘟等。

③ 药物残留。为防治传染病及提高产品的生产效率，经常会使用抗生素、抗寄生虫药、激素促生长类药物等。畜禽疾病的治疗一般用药量大、时间短，而通过饲料喂药，量虽少但持续时间长，均可能会在畜禽肉中残留，或致中毒，或使病原菌耐药性增强，危害人体健康。

（2）畜禽肉的安全要求

① 屠宰场应符合卫生要求。畜禽类屠宰场在选址及厂区环境、厂房和车间设计布局、设施设备上应符合畜禽屠宰加工卫生规范的规定。

② 屠宰过程的卫生要求。屠宰过程应遵循《食品安全国家标准 畜禽屠宰加工卫生规范》（GB 12694—2016）中的相关规定。

③ 原料的卫生要求。牲畜易受致病菌和寄生虫污染而发生腐败变质，导致人体发生食物中毒、肠道传染病和寄生虫病，因此严格的兽医卫生检验是肉品卫生质量的保证。

④ 储存、运输、销售的卫生要求。肉类食品的合理储存和运输是保证肉品卫生质量的一个重要环节。储存库应定期消毒，冷藏储存库应定期除霜。肉类运输应使用专用运输工具。运输工具应根据产品特点配备制冷、保温等设施。运输过程中应保持适宜的温度。

2. 水产品

（1）影响水产品食品安全的因素

① 环境污染造成水产品污染。水产品对重金属如汞、镉、铅等有较强的耐受性，能在体内蓄积重金属，淡水鱼受污染程度高于海水鱼。

② 腐败菌污染。水产品营养丰富，水分含量高，在体表、鱼鳃及肠道等中均含有一定量的细菌，当鱼死亡后由于鱼体内细菌和酶的作用，鱼体出现腐败，表现为鱼鳞脱落、眼球凹陷、鳃呈褐色并有臭味、腹部膨胀、鱼肌肉碎裂并与鱼骨分离，发生严重腐败变质。

③ 寄生虫感染。有许多寄生虫是以淡水鱼螺、虾蟹等作为中间宿主，人作为其中间宿主或终宿主。在我国主要有华支睾吸虫（肝吸虫）和卫氏并殖吸虫（肺吸虫）两种。一般肝吸虫使人体在急性期发生过敏反应和消化道不适，而肺吸虫多使胸、腹、脑发生损害。

（2）水产品的安全要求

① 养殖环境的卫生要求。加强水域环境管理，远离工业生产区，有效控制工业废水、生活污水和化学农药等污染水体；保持合理的养殖密度，以维持鱼类健康；定期监测养殖水体的生态环境。

② 保鲜的卫生要求。水产品的保鲜就是要抑制微生物的生长，防止腐败。应符合《食品安全国家标准 鲜、冻动物性水产品》（GB 2733—2015）。

③ 储存、运输销售的安全要求。冷藏使鱼体温度降至10℃左右，保存5~14天；冷冻贮存是选用鲜度较高的鱼在－25℃以下速冻，使鱼体内形成的冰块小而均匀，组织酶和微生物处于休眠状态。包装容器和材料、运输工具应符合卫生要求。

3. 蛋类及其制品

（1）影响蛋类及其制品食品安全的因素

① 微生物污染。微生物可通过感染传染病的母禽或附着在蛋壳上而污染禽蛋。附着在蛋壳上的微生物主要来自禽类生殖腔、不洁的产蛋场所及存放容器等。污染的微生物可以从蛋壳上的气孔进入蛋体，常见的有假单胞菌属、无色杆菌属、变性杆菌属、曲霉等。

② 化学性污染。鲜蛋的化学性污染物主要是汞，其可由空气、水和饲料等进入禽体内。此外，农药、激素、抗生素等均可通过禽饲料、水进入母禽体内，残留于所产的蛋品中。

③ 其他卫生问题。鲜蛋通过蛋壳上的气孔进行呼吸，因此可能吸收空气中的异味。蛋类制品有松花蛋、咸鸭蛋等，不法商家可能用不新鲜甚至腐败变质的禽蛋制作，影响蛋制品品质。如制作皮蛋采用氧化铅，容易让蛋内铅含量超标，人体长期食入影响健康。

（2）蛋类及其制品的安全要求

① 种禽饲养场地及种禽的卫生要求。加强饲养场的卫生管理，对饮水源及粪尿污水的处理应符合相关规定，引入种蛋禽应进行隔离饲养并加以疫情监测。种禽应来自非疫区，不得患有传染病。孵化厅、孵化机、孵化器具等应清洁卫生，不得检出霉菌和致病菌。

② 禽蛋感官指标要求。蛋壳清洁完整，灯光透视时，整个蛋呈橘黄色至橙红色，打开后蛋黄凸起完整、有韧性，蛋白澄清、透明，且蛋无异味。

4. 乳及乳制品

（1）影响乳及乳制品安全的因素

① 微生物污染。奶是富含多种营养成分的食品，适宜微生物的生长繁殖，是天然

的培养基。畜奶中致病菌污染分为一次污染和二次污染。一次污染是因为奶畜乳房中常有细菌，当奶畜患乳腺炎或传染病时，导致畜奶病原菌污染，常见的致病菌有牛型结核杆菌、布氏杆菌、口蹄疫病毒、葡萄球菌等。二次污染是在挤奶后，畜奶受到奶畜体表、环境、容器、工具设备等的污染，常见的致病菌有伤寒杆菌、副伤寒杆菌、痢疾杆菌、溶血性链球菌等。

② 化学性污染。奶类中残留的有毒有害化学物质，主要包括来自农业生产中的有害金属、农药、放射性物质及其他有害物质，还有抗生素、驱虫药和激素等兽药。

③ 掺伪。通过向鲜奶中加非所固有的成分，以增加其重量或体积，而降低成本；或通过添加非法物改变鲜奶及奶制品的某种质量，以迎合市场需求。如盐明矾、石灰水、尿素、蔗糖、甲醛、硼酸、苯甲酸、水杨酸、白硅粉、白陶土等。

(2) 奶及奶制品安全要求

① 奶类生产的卫生要求。奶制品厂的设计布局、设施设备、包装材料以及工作人员的操作规范必须符合《食品安全国家标准 乳制品良好生产规范》（GB 12693—2010）中的相关规定。挤奶前应做好充分的清洁和消毒工作，挤奶时注意每次开始挤出的第一、二把奶应废弃，以防乳头部细菌污染乳汁。此外，产犊前15天的胎乳、产犊后7天的初乳、兽药休药期内的乳汁及患乳腺炎的乳汁等应废弃，不得食用。挤出的奶应立即进行净化处理，并做好冷却工作，可降低奶中的微生物数量以利于奶的消毒。

② 奶类储存、运输过程的卫生要求。参照《食品安全国家标准 乳制品良好生产规范》（GB 12693—2010），运输、储存生乳的容器应符合相关国家安全标准。生乳在挤奶后2h内应降温至0～4℃，采用保温奶罐车运输，运输车辆应具备完善的证明和记录。

③ 奶的消毒要求。生奶的消毒应遵循相关的规定，如巴氏消毒奶应参照《食品安全国家标准 巴氏杀菌乳》（GB 19645—2010）的要求；超高温瞬时灭菌法应在130～150℃保持0.5～3s；煮沸消毒法将奶直接加热煮沸并保持10min；蒸汽消毒法将瓶装生奶置于蒸汽中加热至上汽后10min。最后消毒牛奶应符合《食品安全国家标准 灭菌乳》（GB 25190—2010）的要求。

三、其他食品的安全要求

1. 罐头食品

(1) 影响罐头食品安全的因素

① 包装材料的安全问题。罐头通常分为软罐头（铝箔材料）和硬罐头（马口铁罐和玻璃瓶），马口铁罐头常用锡层作为保护层，但罐头内壁的锡层易受高酸性内容物的腐蚀而发生缓慢溶解，大量地溶出锡会引起中毒。

② 罐头食品杀菌问题。罐头食品含有糖、盐、蛋白质、脂肪等，能影响微生物的抗热性。同时，从原料处理至灌装杀菌，食品均会受到不同程度的微生物污染，若杀菌工艺选择不恰当，杀菌温度不够，或杀菌时间不足，将无法达到灭菌目的。

(2) 罐头食品的安全要求 罐头食品的生产应符合《食品安全国家标准 罐头食品

生产卫生规范》（GB 8950—2016）中的相关规定，畜肉、禽肉、水产品等原料应按照相关标准验收合格后方可投入使用；包装容器应密封性能好，能耐化学腐蚀、机械加工、杀菌热应力的冲击，软包装容器不得有分层现象，所使用的包装容器材质、内涂料、接缝补涂料及密封胶应符合相关安全标准要求。生产过程应注意杀菌，制定杀菌工艺时，至少应考虑下列热力杀菌关键因素：杀菌锅的类别、食品的特性、罐头容器类型及大小、技术及卫生条件、水分活度、最低初温及临界因子等。一旦发现杀菌过程中出现偏差，应立即向企业技术负责人汇报，按纠偏方案进行纠偏，并对产品进行隔离，查明原因，提出整改措施。

2. 冷冻饮品和饮料

（1）影响冷冻饮品和饮料安全的因素 冷饮食品主要原料为水、糖、有机酸或各种果汁，部分加入奶、蛋、黄油、奶油等。主要的卫生问题是微生物污染和有害化学物质的污染。被细菌污染的原因主要是有适于细菌繁殖的原辅料；而有害化学物质污染主要来自所使用的不合格的食品添加剂，如食用色素、酸味剂、人工甜味剂、防腐剂等。另外还有可能来源于不合格的包装材料的污染。

（2）冷冻饮品和饮料的安全要求 冷冻饮品及饮料使用的水必须符合《生活饮用水卫生标准》（GB 5749—2022）的规定。其他辅料如食品添加剂必须参照《食品安全国家标准 食品添加剂使用标准》（GB 2760—2014）中的相关规定进行添加，不得滥用。为了增加营养价值而加入食品中的天然或人工合成营养素，适用范围及剂量应符合《食品安全国家标准 食品营养强化剂使用标准》（GB 14880—2012）的要求。建立原料、食品添加剂和食品相关供应商管理制度，规定供应商的选择、审核、评估程序，并在与其签订的合同中明确双方应承担的安全责任。

生产过程应严格管理，以减少细菌污染，保障产品的卫生质量。如饮料生产参照《食品安全国家标准 饮料生产卫生规范》（GB 12695—2016）中的相关规定，定期检测食品加工用水水质，调配使用的食品工业用浓缩液（汁、浆）、原汁、水及其他配料和食品添加剂，使用前应确认其感官性状无异常；半成品的贮存应严格控制温度和时间，配制好的半成品应尽快使用。因故延缓生产时，应对已调配好的半成品及时做有效处理，防止污染或腐败变质，恢复生产时应对其进行安全检验，不符合标准的应予以废弃；杀菌工序应有相应的杀菌参数（如温度、时间、压力等）的记录或图标，并定时检查是否达到规定要求。

包装容器、材料必须符合国家相关规定，无毒无害，具有一定的稳定性（耐酸、耐碱、耐高温和耐老化），还应有防潮、防晒等功能，在使用前应清洁消毒。

冷冻饮品和饮料生产企业应有与生产能力相适应的卫生质量检验室，做到成品批批检验，确保合格产品出厂。具有有效的追溯系统，产品的撤回程序明确规定产品撤回的方法、范围等，并记录存档。

四、转基因食品的安全要求

转基因食品是利用现代分子生物技术，将某些生物的基因转移到其他物种中去，改造生物的遗传物质，使其在形状、营养品质、消费品质等方面向人们所需要的目标转变。以转基因生物为直接食品或为原料加工生产的食品为转基因食品。根据转基因食品来源的不同可分为植物性转基因食品、动物性转基因食品和微生物性转基因食品等。

1. 转基因食品的安全问题

（1）潜在毒性 生物本身就能产生大量的毒性物质和抗营养因子，如蛋白质抑制剂、溶血栓、神经毒素等以抵抗病原菌和害虫的入侵。转基因食品的目的基因被编导时也可能导致传统食品的天然毒素含量出现骤增，并可能诱导新的毒素生成。

（2）潜在致敏性 食品过敏是一个世界性的公共卫生问题。转基因作物通常插入特定的基因片段以表达特定的蛋白质，而所表达的蛋白质如果是已知过敏原，则有可能引起人体过敏反应原扩充的情况，即改变人们身体原有过敏原范围，导致人们更容易出现过敏反应，由此导致食用者在食用含有过敏原食品的情况下出现过敏反应，并会出现高出传统过敏反应强度的情况。即使表达蛋白为非已知过敏原，但只要是在转基因食品的食用部分表达，则也需对其进行评估。

（3）抗生素抗性 转基因食品对人类健康的另一个安全问题是抗生素标记基因。抗生素标记基因与插入的目的基因一起转入目标作物中，用于帮助植物遗传转化筛选和鉴定转化的细胞、组织及再生植株。标记基因本身并无安全性问题，存在争议的问题是会有基因水平转移的可能性。如抗生素标记基因是否会水平转移到肠道被肠道微生物所利用，产生抗生素抗性，从而降低抗生素在临床治疗中的有效性。

2. 转基因食品的安全要求

目前国际上公认的转基因食品安全评估的基本原则：实质等同性原则。我国对转基因食品进行强制标识。标识参照《农业转基因生物标签的标识》（农业部869号公告-1-2007）。

我国对转基因食品安全评价的主要内容包括转基因作物及其产品的关键成分分析和营养学评价、转基因作物及产品的毒理学评价、基因来源及外源基因表达产物的致敏性评价以及肠道微生物健康评价等。

# 项目六
食品安全保障体系

知识目标

1. 熟悉食品安全标准体系、检验检测体系、食品安全控制体系。
2. 掌握食品安全体系对食品质量的重要性。

技能目标

1. 能根据各类食品认证要求完成食品认证。
2. 能在 HACCP 体系原则下,进行食品危害分析及安全控制。

保障食品质量安全不仅仅是一个技术问题,也是重要的经济问题、民生问题,更是重大的社会问题和政治问题。食品质量安全保障体系主要包括以下体系:①法律法规体系;②标准体系;③检测检验体系;④认证体系。

一、食品质量安全法律法规体系

食品质量安全法律是指由全国人大及其常委会经过特定的立法程序制定的规范性法律文件,地位和效力仅次于宪法,称为基本法。食品质量安全的行政法规是由国务院根据宪法和法律,在其职权范围内制定的有关国家食品质量安全的行政管理活动的规范性法律文件,其地位和效力仅次于宪法和法律。食品安全法律法规是指由国家制定的适用于食品从农田到餐桌各个环节的一整套法律规定,是国家对食品进行有效监督管理的基础。

我国的食品安全法律以《中华人民共和国食品安全法(以下简称《食品安全法》)》《中华人民共和国产品质量法》《中华人民共和国农产品质量法》为主导,以《中华人民共和国消费者权益保护法》《中华人民共和国传染病防治法》《中华人民共和国进出口商品检验法》《中华人民共和国标准化法》等法律中食品安全的相关规定构成了食品安全法律体系。

1. 食品安全法

2009 年 2 月 28 日第十一届全国人民代表大会常务委员会第七次会议通过;2015 年 4 月 24 日第十二届全国人民代表大会常务委员会第十四次会议修订;2018 年 12 月 29 日第十三届全国人民代表大会常务委员会第七次会议《关于修改〈中华人民共和国产品

质量法〉等五部法律的决定》第一次修正；2021年4月29日第十三届全国人民代表大会常务委员会第二十八次会议《关于修改〈中华人民共和国道路交通安全法〉等八部法律的决定》第二次修正。《食品安全法》的适用范围如下。

(1) 食品生产 食品生产包括食品生产和加工，是指把食品原料通过生产加工程序，形成一种新形式的可直接食用的产品。例如小麦经过碾磨、筛选、加料搅拌、成型烘干成为饼干，就是食品生产的过程。食品生产包括肉制品加工、调味品加工、水果制品加工、酒类加工、淀粉及其制品加工、膨化食品加工、糖果制品加工、饮料加工、休闲小食品加工、水产品加工、禽蛋制品加工、面制品加工、乳制品加工、豆制品加工、米制品加工、薯制品加工、蔬菜制品加工等类别。随着中国食品工业生产的快速增长，产业结构不断优化，品种档次更加丰富。但食品生产行业整体的规模、水平不高，规模化、集约化的生产方式在整个食品行业中所占比重较低，小作坊、小企业较多。

(2) 食品经营 食品经营包括食品销售和餐饮服务。餐饮服务，是指通过即时制作加工、商业销售和服务性劳动等，向消费者提供食品和消费场所及设施的服务活动。

(3) 食品添加剂、食品相关产品的生产经营和使用 食品添加剂是指为改善食品品质和色、香、味，以及为防腐、保鲜和加工工艺的需要而加入食品中的人工合成或者天然物质。食品相关产品是指用于食品的包装材料、容器、洗涤剂、消毒剂和用于食品生产经营的工具、设备。食品添加剂和食品相关产品是食品生产经营活动中必不可少的物质，与食品安全息息相关，可以说没有食品添加剂和食品相关产品的安全，就没有食品安全。所以《食品安全法》需要对食品添加剂和食品相关产品的生产经营活动，以及食品生产经营者使用食品添加剂、食品相关产品进行规范和调整。

(4) 食品的贮存和运输 食品生产经营者贮存、运输和装卸食品的容器、工具和设备应当安全、无害，保持清洁，防止食品污染，并符合保证食品安全所需的温度等特殊要求，不得将食品与有毒、有害物品一同运输。同时对非食品生产经营者从事食品贮存、运输活动提出了与食品生产经营者相同的要求。

除了上述活动外，其他对食品、食品添加剂和食品相关产品的安全管理活动均适用《食品安全法》。

2. 中华人民共和国产品质量法

为了加强对产品质量的监督管理，提高产品质量水平，明确产品质量责任，保护消费者的合法权益，维护社会经济秩序，制定了《中华人民共和国产品质量法》。1993年2月22日第七届全国人民代表大会常务委员会第三十次会议通过。2000年7月8日第九届全国人民代表大会常务委员会第十六次会议《关于修改〈中华人民共和国产品质量法〉的决定》第一次修正；2009年8月27日第十一届全国人民代表大会常务委员会第十次会议《关于修改部分法律的决定》第二次修正；2018年12月29日第十三届全国人民代表大会常务委员会第七次会议《关于修改〈中华人民共和国产品质量法〉等五部法律的决定》第三次修正。

3. 中华人民共和国农产品质量安全法

为保障农产品质量安全，维护公众健康，促进农业和农村经济发展，制定《中华人民共和国农产品质量安全法》。《中华人民共和国农产品质量安全法》所称农产品，是指来源于农业的初级产品，即在农业活动中获得的植物、动物、微生物及其产品。本法所称农产品质量安全，是指农产品质量符合保障人的健康、安全的要求。《中华人民共和国农产品质量安全法》由中华人民共和国第十届全国人民代表大会常务委员会第二十一次会议于 2006 年 4 月 29 日通过，自 2006 年 11 月 1 日起施行。2018 年 10 月 26 日第十三届全国人民代表大会常务委员会第六次会议修正。2022 年 9 月 2 日，十三届全国人大常委会第三十六次会议表决通过新修订的《农产品质量安全法》，于 2023 年 1 月 1 日正式施行。

二、食品安全标准体系

食品安全标准是对食品生产、加工、流通和消费食品链过程中影响食品安全和质量的各种要素以及各关键环节进行管理和控制，经有关方面协调一致制定并由公认机构批准，共同使用和重复使用的一种规范性文件，与食品安全法规规定具有同等效力的技术性措施，具有强制性、科学性和实用性的特点。食品安全标准在整个食品安全工作中发挥着非常重要的作用。作为我国强制执行的食品标准，食品安全标准是保障食品安全、促进行业发展和保障公平贸易的重要手段，是食品安全监管重要的技术依据。

国家卫生健康委员会按照《食品安全法》赋予的法定职能，依法组织开展食品安全国家标准的制定修订工作。我国食品安全标准工作取得了显著成效，主要体现在以下几个方面：

(1) 标准体系更加完善　目前我国共发布了食品安全国家标准 1400 余项，包括通用标准、产品标准、生产规范标准和检验方法标准四大类标准。这四类标准有机衔接、相辅相成，从不同角度管控不同的食品安全风险，能够涵盖我国居民消费的主要食品类别和主要的健康危害因素。我国已初步构建起覆盖从农田到餐桌，与国际接轨的食品安全国家标准体系。

(2) 标准管理的制度和审查机制进一步完善　2019 年 7 月，第二届食品安全国家标准审评委员会正式成立，进一步优化了标准审查程序。随着《食品安全国家标准审评委员会章程》《食品安全国家标准工作程序手册》等文件的发布，食品安全标准管理制度和工作体系进一步优化。

(3) 更加注重标准与食品安全风险监测和评估工作的有机衔接　根据《食品安全法》的要求，食品安全标准应以风险评估结果为依据。国家食品安全风险评估中心利用食品安全风险监测数据，基于风险评估结果，制定修订食品中污染物等重要的健康危害因素标准，进一步夯实标准科学基础。

(4) 食品安全国家标准跟踪评价与宣传贯彻工作进一步强化　落实了标准跟踪评价制度，创新了标准跟踪评价和宣贯培训模式，将标准跟踪评价与宣传贯彻有机结合起来，进一步发挥了标准跟踪评价结果在完善标准体系中的作用。

(5) 积极参与国际食品标准的制定　作为国际食品添加剂法典委员会和农药残留法典委员会主持国，以及作为国际食品法典委员会亚洲区域协调员，我国在国际食品标准制定方面的国际影响力逐步增强。

我国食品安全国家标准的制定修订工作严格遵循《食品安全法》第二十六条中对食品安全国家标准范围的要求。一是在影响食品安全的各种主要健康危害因素方面，现行标准规定的内容覆盖了食品中的致病性微生物（如沙门氏菌、金黄色葡萄球菌、副溶血性弧菌等）、化学污染物（如铅、砷等重金属）、真菌毒素（如黄曲霉毒素）等天然危害，以及天然危害之外的人工造成的有害因素，包括食品添加剂、食品营养强化剂、食品接触材料里的添加剂、农药、兽药等人为使用的物质。二是我国食品安全标准对日常消费的食品类别的覆盖率。目前我国食品安全标准能够覆盖我国市场销售的、老百姓消费的主要食品类别达到90%以上。通用标准已经能够涵盖食品行业生产和居民消费所涉及的初级农产品、加工制品等所有食品类别。比如通用标准《食品安全国家标准 预包装食品中致病菌限量》（GB 29921—2021），针对肉制品、水产制品、即食蛋制品、粮食制品、即食豆类制品、巧克力类及可可制品、即食果蔬制品、即食调味品、坚果制品等共11大类食品设定了致病菌限量要求。另外，《食品安全国家标准 食品添加剂使用标准》（GB 2760—2014）和《食品安全国家标准 食品营养强化剂使用标准》（GB 14880—2012）结合食品来源和食品加工两方面的特点，对乳及乳制品、脂肪和油、冷冻饮品、水果、蔬菜、豆类、食用菌、藻类、坚果及籽类等16大类、354小类的食品规定了食品添加剂和食品营养强化剂的使用要求。

三、食品检测检验体系

检测检验体系是按照国家法律法规规定，依据国家标准、行业标准要求，以先进的仪器设备为手段，以可靠的实验环境为保障，对食品生产环境和产品实施科学、公正的监测、鉴定、评价的技术保障体系。食品检验检测是控制产品质量和安全的重要手段。在食品生产企业，通过食品原辅料、包装材料、半成品及成品检验，控制源头风险，有利于企业指导加工工艺、提高产品质量、提升原材料利用率、节省成本并提高自身竞争力。在我国的市场监管中，检验检测、市场监督管理等相关部门通过对食品抽检，确保食品在流通中的质量和安全，也是保证人们生命安全的重要措施。

食品检验检测体系关键组成部分包括：检测标准与规范；检测设备与设施；人员培训与资质认证；检测过程控制与监督；不合格食品处理与追溯。

四、食品认证体系

根据《中华人民共和国认证认可条例》，认证是指：由认证机构证明产品、服务及管理体系符合相关技术规范、相关技术规范的强制性要求或者标准的合格评定活动。认证包括体系认证和产品认证两大类，主要包括危害分析和关键控制点（HACCP）、良好操作规范（GMP）、卫生标准操作程序（SSOP）、ISO 9001质量管理体系认证等，也包括绿色食品认证、有机食品认证等的产品认证体系。

1. 危害分析和关键控制点（HACCP）

HACCP体系是国际上共同认可和接受的食品安全保证体系，主要是对食品中微生物、化学和物理危害进行安全控制。

(1) 相关定义

① 危害分析和关键控制点（hazard analysis critical control point，HACCP）。对食品安全显著危害加以识别、评估以及控制的体系。

② 控制（control）。采取一切必要行动，以保证和保持符合 HACCP 计划所制定的指标。

③ 控制措施（control measure）。用以防止或消除食品安全危害，或将其降低到可接受的水平所采取的任何行动和活动。

④ 纠偏行动（corrective action）。监测结果表明失控时，在关键控制点（CCP）上所采取的行动。

⑤ 关键控制点（critical control point，CCP）。可进行控制，并能防止或消除食品安全危害，或将其降低到可接受水平必需的步骤。

⑥ 关键限值（critical limit）。区分可接受与不可接受水平的指标。

⑦ 危害（hazard）。食品中产生的潜在的有健康危害的生物、化学或物理因子或状态。

⑧ 危害分析（hazard analysis）。收集信息和评估危害及导致其存在的条件的过程，以便决定哪些对食品安全有显著意义，从而应被列入 HACCP 计划中。

⑨ 监控（monitor）。为了评估 CCP 是否处于控制之中，对被控制参数所做的有计划的、连续的观察或测量活动。

⑩ 验证（verification）。除监控外，用以确定是否符合 HACCP 计划所采用的方法、程序、测试和其他评估方法的应用。

(2) HACCP 的重要性　在食品的生产过程中，控制潜在危害的先期觉察性决定了 HACCP 的重要性。通过对主要的食品危害因素，如微生物、化学和物理污染的控制，食品工厂可以更好地向消费者提供安全保证，降低食品生产过程中的危害，从而提高人民的健康水平。

(3) HACCP 的特征　传统的食品安全控制流程一般建立在集中观察、最终产品的测试等方面，在 HACCP 体系原则指导下，食品安全被融入设计的过程中，而不是传统意义上的最终产品检测。因而，HACCP 体系是一种能起到预防作用的体系，并且更能经济地保障食品的安全。

(4) HACCP 的七大原理　HACCP 是一种控制食品安全危害的预防性体系，用来使食品安全危害风险降低到最小或可接受的水平，预测和防止在食品生产过程中出现影响食品安全的危害，防患于未然，降低产品损耗。HACCP 包括 7 个原理。

① 进行危害分析和确定预防控制措施。

② 确定关键控制点。

③ 确定各关键控制点关键限值。

④ 建立各关键控制点的监控程序。

⑤ 建立当监控表明某个关键控制点失控时应采取的纠偏行动。

⑥ 建立证明 HACCP 系统有效运行的验证程序。

⑦ 建立有效的记录保存与管理体系。

（5）HACCP的应用　建立和实施HACCP的过程分为12个步骤，见图4.1。

① 组成HACCP小组。食品生产应确保有相应的产品专业知识和技术支持，以便制订有效的HACCP计划，组成多个学科小组来完成该项工作。在拟定计划时，需要事先收集资料，了解、研究、分析国内外先进的控制办法，熟悉HACCP的支撑系统。HACCP小组至少由质量管理者、微生物学和化学的专家、食品生产卫生控制专家、食品工艺技术人员、食品设备及操作工程师、原料生产及植保专业人员、贮运和销售人员、公共卫生管理者等组成。小组成员明确HACCP计划的范围，列出食品链中所涉及的环节并说明危害的总体分类。

② 产品描述。应对产品作全面描述，这包括相关的安全信息，如：成分（蛋白质、可溶性固形物、氨基酸等）、物理性质、化学特性（包括水分活度、pH值等）、加工方式（热处理、冷冻、盐渍、烟熏等）、包装、保质期、储存条件和销售方法。

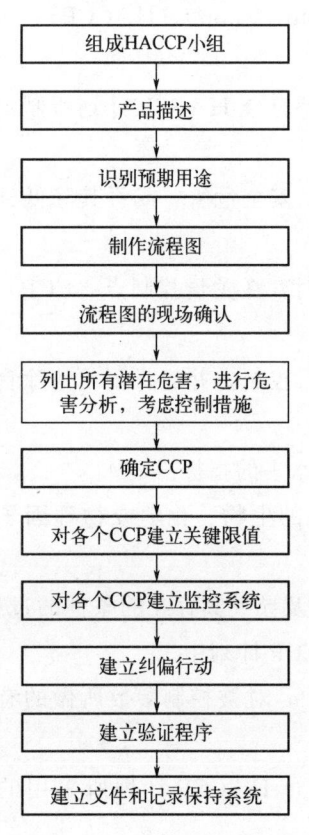

图4.1　HACCP的应用过程图

③ 识别预期用途。预期用途应基于最终用户和消费者对产品的使用期望。在特定情况下，还必须考虑特殊消费人群，如儿童、老年人、妇女、体弱者等；使用说明书要说明适合哪一类消费人群、食用目的、食用方法等。

④ 制作流程图。流程图应由HACCP小组制订。该流程图应包括该操作中的所有步骤。当HACCP应用于给定操作时，应对该特定操作的前后步骤予以考虑。

⑤ 流程图的现场确认。HACCP小组应在所有操作阶段和时间内，确定加工操作与流程图一致。必要时，应对流程图加以修改。

⑥ 危害分析。列出与各步骤有关的所有潜在危害，进行危害分析，并考虑控制已识别危害的措施，这些步骤要包括原料生产、加工、制造、销售直到消费。

HACCP小组下一步应为HACCP计划进行危害分析，确定有哪些危害，在食品安全生产方面将它们消除或降低至可接受水平是必不可少的。在进行危害分析时，主要可能应包括下列几个方面。

a. 危害产生的可能性和影响健康的严重性。

b. 危害存在的定量/定性评价。

c. 相关微生物的存活或增殖。

d. 食品中毒素、化学或物理因子的产生和持久性以及导致上述因素的条件。

HACCP小组必须考虑对各个危害存在哪些可应用的危害控制措施。控制某一个特定危害可能需要一个以上的控制措施，某一个特定的控制措施也可能控制一个以上的危害。

⑦ 确定关键控制点。在 HACCP 计划的 CCP 确定的总体目标内，需对可接受的和不可接受的水平作出定义。

可能有一个以上的 CCP 用于控制同一危害。HACCP 体系中 CCP 的确定可以通过判断树（见图 4.2）逻辑推理方法的应用予以促进。判断树应用于生产、屠宰、加工、贮藏、销售等操作时，应有灵活性。确定 CCP 时应使用判断树作为指南。

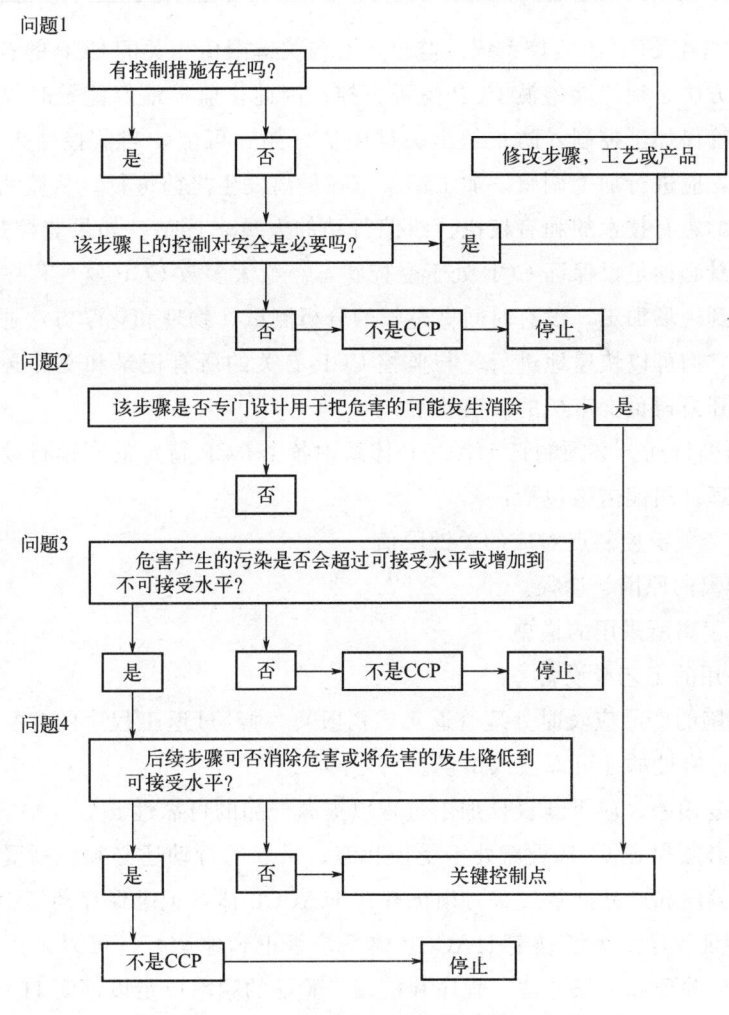

图 4.2 确定 CCP 的判断树

如果一种危害在某一步骤中已被确认，需要通过控制以保证食品安全。但在该步骤，或任何其他的步骤中都没有相应的控制措施存在，那么在该步骤或其前后的步骤上，应对产品或加工方法予以修改，以使其包括相应的控制措施。

⑧ 建立 CCP 的关键限值。对每个关键控制点，需确定一个标准值，以确保每个 CCP 限制在安全值以内。关键限值常是一些工艺参数，如温度、时间、水分含量、

水分活度、pH等。对于每一个CCP上的显著危害，必须有一个或几个关键控制限值，偏离了关键限值时必须采取纠正措施来保证食品安全。CCP关键限值实例见表4.1。

表4.1 CCP关键限值实例

危害	CCP	关键限值
细菌性病原体	巴氏消毒	温度≥72℃、时间≥15min
细菌性病原体	干燥	干燥温度≥93℃、时间≥2min、鼓风速度≤2r/min、水分活度≤0.85
细菌性病原体	酸化	原料量≤4.5kg、浸泡时间≥8h、醋酸浓度≥3.5%

⑨ 建立对各个CCP的监控系统。监控是对与关键限值相关的CCP的有计划的测量或观察。监控方法必须能够检测CCP是否失控。因此，监控最好能及时提供信息，以便作出调整，确保加工控制，防止超出关键限值。如有可能，当监控结果表明对CCP有失控趋势时，应进行加工调整。加工调整应在偏离发生之前进行。从监测中获得的数据必须由指定的、有技术的和有权执行纠偏行动的人员来评估。如果监控是不连续的，监控频率或数量必须足以保证CCP处于受控状态。绝大多数CCP监控程序需要快速完成，因为关系到现场加工，没有时间做过长的分析测试。物理和化学方法通常优于微生物检验，因为它们可以快速地进行。与监控CCP有关的所有记录和文件必须由负责监控的人员签名和公司负责审核的人员签字。

⑩ 建立纠偏行动。必须制订HACCP体系中各个CCP特定的纠偏行动，以便出现偏差时进行处理。纠偏措施包括：

a. 列出每个关键控制点对应的关键限值。

b. 寻查偏离的原因、途径。

c. 为纠正偏离所采用的措施。

d. 启用备用的工艺或设备。

e. 对有缺陷的产品应及时处理（返工或销毁）。对经过返工程序的食品，其安全性要经评估，无危害性的才可以流入市场。

f. 如果反复偏差，应重新设计加工过程以提高产品的可靠性。

纠偏措施必须保证CCP重新处于受控状态。采取的行动还必须包括受影响的产品的合理处置。偏离和产品处置过程必须记载在HACCP体系记录保存档案中。

⑪ 建立验证程序。为了确定HACCP体系是否正确地运行，可以采用包括随机抽样和分析在内的验证和审核方法、程序和检测。验证的频率应足以证实HACCP体系的有效运行。验证活动例子包括：

a. HACCP体系和记录的复查。

b. 偏离和产品处置的复查。

c. 证实CCP处于受控状态。

⑫ 建立文件和记录保持系统。应用HACCP体系必须有效、准确地保存记录。HACCP程序应文件化。文件和记录的保持应合乎操作的特性和规模。HACCP工作单实例见表4.2。

表4.2 HACCP工作单实例

步骤	危害	控制措施	CCP	关键限值	监控程序	纠偏行动	记录

2. 良好操作规范（GMP）

（1）GMP的概念（食品） 良好操作规范（good manufacturing practice，GMP）：一般是指规范食品加工企业硬件设施、加工工艺和卫生质量管理等的法规性文件。

GMP作为食品加工的指导性文件，对食品生产、加工、包装、贮存、企业的厂房、建筑物与设施、加工设备用具、人员的卫生要求、培训、仓储与分销，以及环境与设备的卫生管理，加工过程的控制管理都做了详细的规定。

（2）GMP的特点 将保证产品质量的重点放在成品出厂前整个生产过程的各个环节，而不仅仅着眼于最终产品。

（3）GMP的由来

① 1963年美国制定了第一部药品的GMP。1963年公布，1964年在美国实施。

② 1969年，美国公布了食品的GMP基本法。简称CGMP、FGMP。

③ 我国自1988年卫生部开始制定食品企业卫生规范，以国家标准的形式予以发布，类似于国外广泛应用的GMP管理方法。至今共发布20个国标GMP，其中含有1个通用GMP和19个专用GMP，并作为强制性标准予以发布。

（4）GMP的4M管理要素

① 规定要求的原料（materials）。

② 标准的厂房设备（machines）。

③ 胜任的人员（men）。

④ 既定的方法（methods）。

（5）GMP内容的基本要素

其内容的基本要素包含先决条件、设施、加工与储藏及分配操作、食品安全措施和管理职责五个方面。

① 先决条件。工厂建筑、道路、行程；适合的加工环境；地表供水系统、废物处理等。

② 设施。制作空间、贮藏空间、冷藏空间、冷冻空间的设置；排风、供水、排水、排污、照明等设施条件；适宜的人员组成等。

③ 加工、储藏、分配操作。物料购买和贮藏；机器、机器配件、配料、包装材料、添加剂、加工辅料的使用及合理性；成品外观、包装、标签和成品保存；成品仓库、运输和分配；成品的再加工；成品抽样、检验和良好的实验室操作等。

④ 食品安全措施。特殊工艺条件如热处理、冷藏、冷冻、脱水和化学保藏等的卫生措施；清洗计划、清洗操作、污水管理、虫害控制；个人卫生的保障；外来物的控制、残存金属检测、碎玻璃检测以及化学物质检测等。

⑤ 管理职责。管理程序、管理标准、质量保证体系；技术人员能力建设、人员培训周期及预期目标。

3. 卫生标准操作程序（SSOP）

(1) 概念 卫生操作标准程序（sanitation standard operation procedure，SSOP），指企业为了达到GMP所规定的要求，保证所加工的食品符合卫生要求而制订的指导食品生产加工过程中如何实施清洗、消毒和卫生保持的作业指导文件。

(2) SSOP的主要内容

① 加工用水和冰的安全性。

② 食品接触表面的清洁卫生。

③ 防止交叉污染。

④ 洗手、手消毒和卫生间设施。

⑤ 防止污染物（杂质等）造成的不安全。

⑥ 有毒化合物（洗涤剂、消毒剂、杀虫剂等）的贮存、管理和使用。

⑦ 加工人员的健康状况。

⑧ 虫、鼠的控制（防虫、灭虫、防鼠、灭鼠）。

(3) GMP与SSOP的关系 SSOP指企业为了达到GMP所规定的要求，保证所加工的食品符合卫生要求而制定的指导食品生产加工过程中如何实施清洗、消毒和卫生保持的作业指导文件。它没有GMP的强制性，是企业内部的管理性文件。

GMP的规定是原则性的，包括硬件和软件两个方面，是相关食品加工企业必须达到的基本条件。SSOP的规定是具体的，主要是指导卫生操作和卫生管理的具体实施，相当于ISO 9000质量体系过程控制程序中的"作业指导书"。制订SSOP计划的依据是GMP，GMP是SSOP的法律基础，使企业达到GMP的要求，生产出安全卫生的食品是制定和执行SSOP的最终目的。

4. ISO 9001质量管理体系

(1) 概念 ISO 9001不是指一个标准，而是一类标准的统称，是由TC176（质量管理体系技术委员会）制定的所有国际标准，是ISO 12000多个标准中最畅销、最普遍的产品。

ISO 9001质量管理体系认证标准是很多国家，特别是发达国家多年来管理理论与管理实践发展的总结,体现了一种管理哲学和质量管理方法及模式,已被世界上 100 多个国家和地区采用。ISO 9001 质量管理体系标准是迄今为止世界上最成熟的一套管理体系和标准,是企业发展和成长之根本。

(2) ISO 9001 质量体系的特点

① 认证的对象是供方的质量体系。质量体系认证的对象不是该企业的某一产品或服务,而是质量体系本身。当然,质量体系认证必然会涉及该体系覆盖的产品或服务,有的企业申请包括企业各类产品或服务在内的总的质量体系认证,有的申请只包括某个或部分产品(或服务)的质量体系认证。尽管涉及产品的范围有大有小,但认证的对象都是供方的质量体系。

② 认证的依据是质量保证标准。进行质量体系认证,往往是供方为了对外提供质量保证的需要,故认证依据是有关质量保证模式标准。为了使质量体系认证能与国际做法达到互认接轨,供方最好选用 ISO 9001:2015 标准。

③ 认证机构是第三方质量体系评价机构。要使供方质量体系认证具有公正性和可信性,认证必须由与被认证单位(供方)在经济上没有利害关系,行政上没有隶属关系的第三方机构来承担。而这个机构除必须拥有经验丰富、训练有素的人员,符合要求的资源和程序外,还必须以其优良的认证实践来赢得政府的支持和社会的信任,具有权威性和公正性。

④ 认证获准的标识是注册和发给证书。按规定程序申请认证的质量体系,当评定结果判为合格后,由认证机构对认证企业给予注册和发给证书,列入质量体系认证企业名录,并公开发布。获准认证的企业,可在宣传品、展销会和其他促销活动中使用注册标志,但不得将该标志直接用于产品或其包装上,以免与产品认证相混淆。注册标志受法律保护,不得冒用与伪造。

⑤ 认证是企业自主行为。产品质量认证可分为安全认证和质量合格认证两大类,其中安全认证往往属于强制性的认证。质量体系认证主要是为了提高企业的质量信誉和扩大销售量,一般是企业自愿、主动地提出申请,属于企业自主行为。但是不申请认证的企业,往往会受到市场自然形成的不信任压力或贸易壁垒的压力,而迫使企业不得不争取进入认证企业的行列,但这不是认证制度或政府法令的强制作用。

ISO 9001 质量管理体系适合希望改进运营和管理方式的任何组织,不论其规模或所属部门。组织要获得最佳的投资回报,企业应准备在整个组织中实施该体系,而不是只在特定场所、部门或分部内实施。

(3) 管理原则 为了成功地领导和运作一个组织,需要采用一种系统和透明的方式进行管理。针对所有相关方的要求,实施并保持持续改进其业绩的管理体系,可使组织获得成功。质量管理是组织各项管理的内容之一。七项质量管理原则已得到确认,最高管理者可运作这些原则,领导组织进行业绩改进。

① 以顾客为关注焦点。组织依存于顾客。因此,组织应当理解顾客当前和未来的需求,满足顾客要求,并争取超越顾客期望。

② 领导作用。领导者确立组织统一的宗旨及方向。他们应当创造并保持使员工能充分参与实现组织目标的内部环境。

③ 全员参与。各级人员是组织之本,只有他们的充分参与,才能使他们的才干为组织带来收益。

④ 过程方法。将活动或过程作为过程加以管理,可以更高效地得到期望的结果。

⑤ 改进。改进总体业绩应当是组织的一个永恒目标。

⑥ 询证决策。有效的决策是建立在数据和信息分析的基础上的。

⑦ 与供方的互利关系。组织与供方是相互依存的,互利的关系可增强双方创造价值的能力。

(4) 认证程序 管理体系认证分为初次认证、年度监督审核和复评认证等,具体如下。

① 初次认证。

a. 企业将填写好的《认证申请表》连同认证要求中有关材料报给认证中心。认证中心收到申请认证材料后,会进行合同评审,符合要求后签订认证合同。

b. 认证机构根据合同评审结果,按规范要求组成现场审核组。

c. 审核组长在现场审核前将审核组组成和审核计划正式发给企业确认。现场审核分一二阶段进行,除非是非常简单的产品和过程,如纯销售公司等,一阶段可以非现场审核,一般都要进行两个阶段的现场审核。按照现行法规规定,审核计划需提前报国家认监委。

d. 现场审核组依据标准、组织适用的法律法规和其他要求、组织的手册、程序等体系文件,对受审核组织贯彻执行标准的情况审核取证。

其中第一阶段审核的目的是了解组织管理体系的策划、建立和运行情况,初步确定审核范围,评价是否具备实施二阶段审核的条件;验证管理体系是否符合认证标准并有效运行,以决定推荐认证注册等。一二阶段具体的审核具体工作安排,即审核计划,依据上述的审核目的确定。

审核人日数根据规模确定,ISO及国家认监委均有相应的人日数规定,现场审核的人日数必须符合要求,审核方为有效。

e. 审核组根据企业申请材料、现场审核所收集到的审核证据,对照审核依据,得出审核发现,并对所有审核发现对照分析得出审核结论,撰写审核报告。

f. 对于现场审核中发现的不符合,企业应在规定的时间内进行原因分析,并采取纠正措施。纠正措施经审核组验证合格后,连同现场审核记录、审核报告等资料一并提交认证机构技术委员会审查。

g. 认证机构收到技术委员会审查意见后,汇总审查意见,报认证机构总经理批准发证。

h. 认证组织按合同规定交纳认证费用。

i. 认证机构向认证合格企业颁发体系认证书,在相关网站进行公告,并同时上报国家认监委网站。

j. 获证企业如有特殊印制要求,应向认证机构提出申请并备案。现场审核严重不满足要求,审核组可以得出不予推荐认证注册、暂缓推荐认证注册等结论,也可以中途停止审核,作撤场处理。

② 年度监督审核。年度监督审核每年一次，两次监督审核时间之间最多不得超过 12 个月。

a. 认证机构根据企业认证证书发放时间，制订年检计划，提前向企业下发年检通知。

b. 企业按合同要求缴纳年度监督管理费。

c. 认证机构组成审核组。

d. 审核组长在现场审核前将审核组组成和审核计划正式发给企业确认。

e. 审核组按计划进行现场审核工作。

f. 审核组根据现场审核所收集到的审核证据，对照审核依据，得出审核发现，并对所有审核发现对照分析得出审核结论，撰写审核报告。

g. 对于现场审核中发现的不符合，企业应在规定的时间内进行原因分析，并采取纠正措施。纠正措施经审核组验证合格后，连同现场审核记录、审核报告等资料一并提交认证机构技术委员会审查。

h. 审核合格，认证机构，继续保持认证注册资格，发给监督审核结果通知书等。

i. 现场审核严重不满足要求时，可以撤销、暂停认证组织的认证注册资格。

③ 再认证。证书 3 年到期的企业，应重新填写《认证申请书》，与认证机构签订再认证合同，进行再认证审核。除审核不分一二阶段外，其他认证程序同初次认证。

5. 绿色食品认证

(1) 绿色食品　绿色食品是我国对无污染、安全、优质食品的总称，是指产自优良生态环境、按照绿色食品标准生产、实行土地到餐桌全程质量控制，按照《绿色食品标志管理办法》规定的程序获得绿色食品标志使用权的安全、优质食用农产品及相关产品。

(2) 绿色食品标准　是指应用科学技术原理，结合绿色食品生产实践，借鉴国内外相关标准所制定的，在绿色食品生产中必须遵守，在绿色食品质量认证时必须依据的技术性文件。

① AA 级绿色食品标准：要求生产地的环境质量符合《绿色食品产地环境质量标准》，生产过程中不使用化学合成的农药、肥料、食品添加剂、饲料添加剂、兽药及有害于环境和人体健康的物质，而是通过使用有机肥、种植绿肥、作物轮作、生物或物理方法等技术，培肥土壤、控制病虫草害，保护或提高产品品质，从而保证产品质量符合绿色食品产品标准要求。

② A 级绿色食品标准：要求产地的环境量符合《绿色食品产地环境质量标准》，生产过程中严格按绿色食品生产资料使用准则和生产操作规程要求，限量使用限定的化学合成物质，并积极采用生物方法，保证产品质量符合绿色食品产品标准要求。绿色食品标识见图 4.3。

图 4.3　绿色食品标识

(3) 绿色食品标准主要技术要求

① 产地环境标准：对绿色食品产地的空气、农田灌溉水、渔

业用水、畜禽养殖用水和土壤环境制订具体的项目指标。

②生产技术标准：包括两部分，即各类生产资料使用准则（绿色食品行业标准）、具体品种的生产操作规程（地方标准和企业标准）。

a.肥料使用准则基本要求。保护和促进作物的生长及其品质的提高，不造成作物产生与积累有害物质，不影响人体健康；有足够数量的有机物物质返回土壤，以保持或增加土壤肥力及生物活性；对生态环境无不良影响。

A级绿色食品：禁用硝态氮肥；化肥必须与有机肥配合施用，无机氮与有机氮比例不超过1∶1；城市垃圾必须经过无害化处理，质量达到国标要求才能使用等；鼓励秸秆还田等。

b.农药使用准则基本要求。在AA级绿色食品生产中规定必须使用生物源（微生物、动物、植物）农药及部分矿物源（硫制剂、铜制剂）农药；禁止在上述农药中混配有机合成农药的各种制剂。

在A级绿色食品生产中明确了禁用的高毒、剧毒、高残留及具"三致"作用的农药和限用的化学农药，并规定每种化学农药在一种作物生长期内只允许使用一次，以确保环境与食品不受污染。其他低中毒农药的使用方法（施药量、施药方法、休药期、MRL值等）遵守国家的相关标准。

c.兽药使用准则基本要求。禁止使用药物饲料添加剂；禁止使用酚类消毒剂，产蛋期不得使用酚类和醛类消毒剂；禁止为了促进畜禽生长而使用抗生素、抗寄生虫药、激素或其他生长促进剂；禁止使用未经国务院兽医行政管理部门批准作为兽药使用的药物。

d.饲料及饲料添加剂使用准则基本要求。饲料原料可以是已经通过认定的绿色食品，也可以是来源于绿色食品标准化生产基地的产品，或经绿色食品工作机构认定、按照绿色食品生产方式生产、达到绿色食品标准的自建基地生产的产品。不应使用转基因方法生产的饲料原料；禁止使用以哺乳类动物为原料的动物性原料（不包括乳及乳制品）饲喂反刍动物；遵循不使用同源动物源性饲料的原则；不应使用工业合成的油脂；不应使用畜禽粪便。

饲料添加剂品种应是《饲料添加剂品种目录》中所列的饲料添加剂和允许进口的饲料添加剂品种，或是农业农村部公布批准使用的饲料添加剂品种，但绿色食品禁用品种除外。

矿物质饲料添加剂的使用按照营养需要量添加，尽量减少对环境的污染；不应使用任何药物饲料添加剂；天然植物饲料添加剂应符合《天然植物饲料原料通用要求》（GB/T 19424—2018）的要求；化学合成维生素、常量元素、微量元素和氨基酸在饲料中的推荐量以及限量参考《饲料添加剂安全使用规范》的规定。

e.渔药使用准则基本要求。AA级绿色食品允许使用渔用微生态制剂、生物源渔用免疫增强剂、生物杀虫剂或杀菌剂，安全的草药及其成药制剂等；限制使用活疫苗；禁止使用化学合成渔药、抗生素药、含转基因制品的渔药。A级绿色食品允许使用高效、低毒、低残留的化学合成渔药、抗生素，但须严格遵守规定的作用与用途、使用对象、作用途径、作用剂量、疗程、注意事项和停药期；允许使用安全的消毒剂对养殖水体、器具等进行消毒；禁止使用有致畸、致癌、致突变作用的渔药，降解、代谢慢、易造成水产动物体内蓄积和造成环境污染的渔药，人工合成的激素和促生长剂。

f. 食品添加剂使用准则基本要求。A 级绿色食品的要求：在《食品安全国家标准 食品添加剂使用标准》（GB 2760—2014）的基础上，根据添加剂的不同特点，禁用了部分品种［禁止使用亚铁氰化钾、4-己基间苯二酚、硫黄、苯甲酸、苯甲酸钠、亚硝酸钠（钾）、明矾、过氧化苯甲酰、糖精钠、甜蜜素等］。添加剂的使用按 GB 2760—2014、GB 14880—2012 规定执行。

③ 绿色食品产品标准。绿色食品产品按种植业产品、畜禽业产品、渔业产品和加工产品分为四大类。体系共设置 33 大类 114 小类产品。产品标准中主要设置感官、理化、卫生和微生物等技术指标要求。

④ 绿色食品包装、贮藏运输标准。绿色食品包装应充分考虑环境保护问题，以"3R"和"1D"（Reduce 减量化，Reuse 重复使用，Recycle 再循环和 Degradable 再降解）为原则，主要对绿色食品各类包装材料的选择、尺寸等提出规范要求。绿色食品对贮藏运输的要求主要以全过程质量控制为出发点，对产后的贮藏设施、堆放和贮藏条件、贮藏管理人员和记录，以及运输工具和运输过程的温度控制都提出了原则性要求，尤其强调记录要求，以保证产品的可追溯性。标签标准，除要求符合国家《食品安全国家标准 预包装食品标签通则》（GB 7718—2011）外，还要求符合《中国绿色食品商标标志设计使用规范手册》的规定。

(4) 绿色食品认证程序

① 认证申请。申请人向中国绿色食品发展中心（以下简称中心）及其所在省级绿色食品工作机构（以下简称省绿办）领取《绿色食品标志使用申请书》《企业及生产情况调查表》及有关资料，或从中心网站（www.greenfood.org.cn）下载。申请人将上述表格填写后与有关材料一并提交省绿办。

② 受理及文审。省绿办收到上述申请材料后，进行登记、编号，10 个工作日内完成对申请认证材料的审查工作，并向申请人发出《文审意见通知单》，同时抄送中心认证处。申请认证材料不齐全的，要求申请人在收到《文审意见通知单》后 10 个工作日提交补充材料。申请认证材料不合格的，通知申请人本生长周期不再受理其申请。

③ 现场检查、产品抽样。省绿办应在《文审意见通知单》中明确现场检查计划，并在计划得到申请人确认后委派 2 名或 2 名以上检查员进行现场检查。检查员根据《绿色食品检查员工作手册》（试行）和《绿色食品产地环境质量现状调查技术规范》（试行）中规定的有关项目进行逐项检查。现场检查和环境质量现状调查工作在 10 个工作日内完成，完成后 5 个工作日内向省绿办递交现场检查评估报告和环境质量现状调查报告及有关调查资料。现场检查合格，可以安排产品抽样，现场检查不合格，不安排产品抽样。

④ 环境监测。绿色食品定点环境监测机构对申请认证产品产地环境（大气、土壤、水）进行监测，并出具产地环境质量监测报告。

⑤ 产品检测。绿色食品定点产品监测机构依据绿色食品质量标准对抽取样品进行检测并出具绿色食品产品质量检测报告。

⑥ 认证审核。中心认证部门对申请材料和检查员现场检查报告、产地环境质量监测报告、产品质量检测报告等材料进行综合审查。

⑦ 认证评审。绿色食品认证评审委员会对申请材料及中心认证部门审核意见进行全面评审,并做出评审意见。中心主任根据认证评审意见做出审批结论。

⑧ 认证结论反馈。评审结论分"认证合格"和"认证不合格",评审结论通知申请人,对认证不合格的,同时告知原因。申请人对认证评审结论有异议,在收到评审结论15个工作日内向认证评审委员会提出书面投(申)诉,由中心组织专家复议,复议后结论为最终结论,并在5个工作日内将复议结论通知申请人。

6. 有机食品

有机食品是指来自有机农业生产体系,根据有机农业生产要求和相应标准生产加工,并且通过合法的、独立的有机食品认证机构认证的农副产品及其加工品。有机食品标识如图4.4所示。

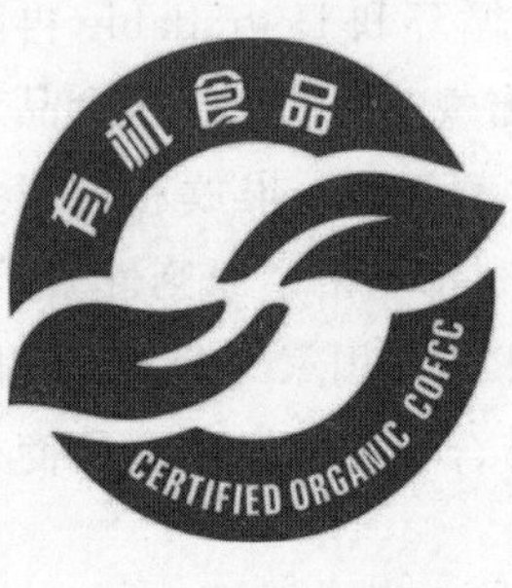

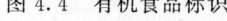

(1) 有机食品认证要求 有机食品认证范围包括种植、养殖和加工的全过程。

① 有机食品生产的基本要求

a. 生产基地在三年内未使用过农药、化肥等违禁物质;

b. 种子或种苗来自自然界,未经基因工程技术改造过;

c. 生产单位需建立长期的土地培肥、植保、作物轮作和畜禽养殖计划;

图4.4 有机食品标识

d. 生产基地无水土流失及其他环境问题;

e. 作物在收获、清洁、干燥、贮存和运输过程中未受化学物质的污染;

f. 从常规种植向有机种植转换需两年以上转换期,新垦荒地例外;

g. 生产全过程必须有完整的记录档案。

② 有机食品加工的基本要求

a. 原料必须是已获得有机认证的产品或野生无污染的天然产品;

b. 已获得有机认证的原料在终产品中所占的比例不得少于95%;

c. 只使用天然的调料、色素和香料等辅助原料,不用人工合成的添加剂;

d. 有机食品在生产、加工、贮存和运输过程中应避免化学物质的污染;

e. 加工过程必须有完整的档案记录,包括相应的票据。

有机食品认证标准十分严格,有机蔬菜的独立包装上除了需贴上有机认证标签、认证单位之外,还需要有17位数字构成的有机码,供消费者溯源辨真伪。同时,该标准还规定,申请有机认证的食品,每出产一次都要接受一次检测,农残指标为"不得检出"。

(2) 认证程序 有机食品认证机构有生态环境部有机食品发展中心(OFDC)、中绿华夏有机食品认证中心(COFCC)、ECOCERT国际生态认证中心等20余家机构。

① 申请

a. 申请人向分中心提出正式申请,领取《有机食品认证申请表》和交纳申请费;

b. 申请人填写《有机食品认证申请表》，同时领取《有机食品认证调查表》和《有机食品认证书面资料清单》等文件。

　　c. 分中心要求申请人按本标准的要求，建立本企业的质量管理体系、质量保证体系的技术措施和质量信息追踪及处理体系。

　② 预审并制订初步的检查计划

　　a. 分中心对申请人预审。预审合格，分中心将有关材料拷贝给认证中心。

　　b. 认证中心根据分中心提供的项目情况，估算检查时间（一般需要 2 次检查：生产过程一次、加工一次）。

　　c. 认证中心根据检查时间和认证收费管理细则，制订初步检查计划和估算认证费用。

　　d. 认证中心向企业寄发《受理通知书》《有机食品认证检查合同》（简称《检查合同》）并同时通知分中心。

　③ 签订有机食品认证检查合同

　　a. 申请人确认《受理通知书》后，与认证中心签订《检查合同》。

　　b. 根据《检查合同》的要求，申请人交纳相关费用的 50%，以保证认证前期工作的正常开展。

　　c. 申请人委派内部检查员（生产、加工各 1 人）配合认证工作，并准备相关材料。

　　d. 所有材料均使用书面文件和电子文件各一份，拷贝给分中心。

　④ 初审

　　a. 分中心对申请者材料进行初审，对申请者进行综合审查。

　　b. 分中心将审核意见和申请人的全部材料拷贝给认证中心。

　　c. 认证中心审查并做出"何时"进行检查的决定。

　　d. 当审查不合格，认证中心通知申请人且当年不再受理其申请。

　⑤ 实地检查评估。认证中心在确认申请者交纳颁证所需的各项费用后进行实地检查评估。

　　a. 全部材料审查合格以后，认证中心派出有资质的检查员。

　　b. 检查员应从认证中心或分中心处取得申请人相关资料，依据《有机食品认证技术准则》的要求，对申请人的质量管理体系、生产过程控制体系、追踪体系以及产地、生产、加工、仓储、运输、贸易等进行实地检查评估。

　　c. 必要时，检查员需对土壤、产品抽样，由申请人将样品送指定的质检机构检测。

　⑥ 编写检查报告

　　a. 检查员完成检查后，按认证中心要求编写检查报告。

　　b. 检查员在检查完成后两周内将检查报告送达认证中心。

　⑦ 综合审查评估意见

　　a. 认证中心根据申请人提供的申请表、调查表等相关材料以及检查员的检查报告和样品检验报告等进行综合审查评估，编制颁证评估表。

　　b. 提出评估意见并报技术委员会审议。

　⑧ 认证决定人员/技术委员会决议。认证决定人员对申请人的基本情况调查表、检

查员的检查报告和认证中心的评估意见等材料进行全面审查，做出同意颁证、有条件颁证、有机转换颁证或拒绝颁证的决定。证书有效期为一年。当申请项目（如养殖、渔业、加工等项目）较为复杂时，或在一段时间内（如 6 个月），召开技术委员会工作会议，对相应项目作出认证决定。

认证决定人员/技术委员会成员与申请人如有直接或间接经济利益关系，应回避。

a. 同意颁证。申请内容完全符合有机食品标准，颁发有机食品证书。

b. 有条件颁证。申请内容基本符合有机食品标准，但某些方面尚需改进，在申请人书面承诺按要求进行改进以后，亦可颁发有机食品证书。

c. 有机转换颁证。申请人的基地进入转换期一年以上，并继续实施有机转换计划，颁发有机转换基地证书。从有机转换基地收获的产品，按照有机方式加工，可作为有机转换产品，即"转换期有机食品"销售。

d. 拒绝颁证。申请内容达不到有机食品标准要求，技术委员会拒绝颁证，并说明理由。

附录1
中国居民膳食参考摄入量(DRIs)

表1 中国居民膳食能量需要量（EER）

年龄(岁)/生理状况	男性 PAL						女性 PAL					
	轻(Ⅰ)		中(Ⅱ)		重(Ⅲ)		轻(Ⅰ)		中(Ⅱ)		重(Ⅲ)	
	MJ/d	Kcal/d	MJ/d	kcal/d	MJ/d	kcal/d	MJ/d	kcal/d	MJ/d	kcal/d	MJ/d	kcal/d
0～	—	—	0.38ª	90ᵇ	—	—	—	—	0.38ª	90ᵇ	—	—
0.5～	—	—	0.33ª	80ᵇ	—	—	—	—	0.33ª	80ᵇ	—	—
1～	—	—	3.77	900	—	—	—	—	3.35	800	—	—
2～	—	—	4.60	1100	—	—	—	—	4.18	1000	—	—
3～	—	—	5.23	1250	—	—	—	—	5.02	1200	—	—
4～	—	—	5.44	1300	—	—	—	—	5.23	1250	—	—
5～	—	—	5.86	1400	—	—	—	—	5.44	1300	—	—
6～	5.86	1400	6.69	1600	7.53	1800	5.23	1250	6.07	1450	6.90	1650
7～	6.28	1500	7.11	1700	7.95	1900	5.65	1350	6.49	1550	7.32	1750
8～	6.90	1650	7.74	1850	8.79	2100	6.07	1450	7.11	1700	7.95	1900
9～	7.32	1750	8.37	2000	9.41	2250	6.49	1550	7.53	1800	8.37	2000
10～	7.53	1800	8.58	2050	9.62	2300	6.90	1650	7.95	1900	9.00	2150
11～	8.58	2050	9.83	2350	10.88	2600	7.53	1800	8.58	2050	9.62	2300
14～	10.46	2500	11.92	2850	13.39	3200	8.37	2000	9.62	2300	10.67	2550
18～	9.41	2250	10.88	2600	12.55	3000	7.53	1800	8.79	2100	10.04	2400
50～	8.79	2100	10.25	2450	11.72	2800	7.32	1750	8.58	2050	9.83	2350
65～	8.58	2050	9.83	2350	—	—	7.11	1700	8.16	1950	—	—
80～	7.95	1900	9.20	2200	—	—	6.28	1500	7.32	1750	—	—
孕妇(1～12周)	—	—	—	—	—	—	7.53	1800	8.79	2100	10.04	2400
孕妇(13～27周)	—	—	—	—	—	—	8.79	2100	10.04	2400	11.29	2700
孕妇(≥28周)	—	—	—	—	—	—	9.41	2250	10.67	2550	11.92	2850
乳母	—	—	—	—	—	—	9.62	2300	10.88	2600	12.13	2900

注："—"表示未制定。
a. 单位为：兆焦每天每公斤体重 [MJ/(kg·d)]。
b. 单位为：千卡每天每公斤体重 [kcal/(kg·d)]。

表2 中国居民膳食蛋白质参考摄入量　　　　　　　　单位：g/d

年龄(岁)/生理状况	男性		女性	
	EAR	RNI	EAR	RNI
0～	—	9ª	—	9ª
0.5～	15	20	15	20

续表

年龄（岁）/生理状况	男性		女性	
	EAR	RNI	EAR	RNI
1~	20	25	20	25
2~	20	25	20	25
3~	25	30	25	30
4~	25	30	25	30
5~	25	30	25	30
6~	25	35	25	35
7~	30	40	30	40
8~	30	40	30	40
9~	40	45	40	45
10~	40	50	40	50
11~	50	60	45	55
14~	60	75	50	60
18~	60	65	50	55
孕妇（1~12周）	—	—	50	55
孕妇（13~27周）	—	—	60	70
孕妇（≥28周）	—	—	75	85
乳母	—	—	70	80

注："—"表示未制定。

a. AI 值。

表3 中国居民膳食脂肪、脂肪酸参考摄入量和可接受范围

单位：能量百分比（%E）

年龄（岁）/生理状况	脂肪	饱和脂肪酸	n-6 多不饱和脂肪酸[a]		n-3 多不饱和脂肪酸	
	AMDR	U-AMDR	AI	AMDR	AI[b]	AMDR
0~	48[c]	—	7.3	—	0.87	—
0.5~	40[c]	—	6.0	—	0.66	—
1~	35[c]	—	4.0	—	0.60	—
4~	20~30	<8	4.0	—	0.60	—
7~	20~30	<8	4.0	—	0.60	—
18~	20~30	<10	4.0	2.5~9.0	0.60	0.5~2.0
60~	20~30	<10	4.0	2.5~9.0	0.60	0.5~2.0
孕妇和乳母	20~30	<10	4.0	2.5~9.0	0.60	0.5~2.0

a. 亚油酸的数值。

b. α-亚麻酸的数值。

c. AI 值。

表 4　中国居民膳食碳水化合物参考摄入量和可接受范围

年龄(岁)/生理状况	碳水化合物		添加糖
	EAR/(g/d)	AMDR/%E	AMDR/%E
0～	—	60ª	—
0.5～	—	85ª	—
1～	120	50～65	—
4～	120	50～65	<10
7～	120	50～65	<10
11～	150	50～65	<10
14～	150	50～65	<10
18～65	120	50～65	<10
孕妇	130	50～65	<10
乳母	160	50～65	<10

a. AI 值，单位为克（g）。

表 5　中国居民膳食常量元素参考摄入量　　单位：mg/d

年龄(岁)/生理状况	钙			磷			镁		钾	钠	氯
	EAR	RNI	UL	EAR	RNI	UL	EAR	RNI	AI	AI	AI
0～	—	200ª	1000	—	100ª	—	—	20ª	350	170	260
0.5～	—	250ª	1500	—	180ª	—	—	65ª	550	350	550
1～	500	600	1500	250	300	—	110	140	900	700	1100
4～	650	800	2000	290	350	—	130	160	1200	900	1400
7～	800	1000	2000	400	470	—	180	220	1500	1200	1900
11～	1000	1200	2000	540	640	—	250	300	1900	1400	2200
14～	800	1000	2000	590	710	—	270	320	2200	1600	2500
18～	650	800	2000	600	720	3500	280	330	2000	1500	2300
50～	800	1000	2000	600	720	3500	280	330	2000	1400	2200
65～	800	1000	2000	590	700	3000	270	320	2000	1400	2200
80～	800	1000	2000	560	670	3000	260	310	2000	1300	2000
孕妇(1～12周)	650	800	2000	600	720	3500	310	370	2000	1500	2300
孕妇(13～27周)	810	1000	2000	600	720	3500	310	370	2000	1500	2300
孕妇(≥28周)	810	1000	2000	600	720	3500	310	370	2000	1500	2300
乳母	810	1000	2000	600	720	3500	280	330	2400	1500	2300

注："—"表示未制定。

a. AI 值。

附录 I 中国居民膳食参考摄入量（DRIs）

表 6 中国居民膳食微量元素参考摄入量

年龄(岁)/生理状况	铁/(mg/d) EAR	铁/(mg/d) RNI	铁/(mg/d) UL	碘/(μg/d) EAR	碘/(μg/d) RNI	碘/(μg/d) UL	锌/(mg/d) EAR	锌/(mg/d) RNI	锌/(mg/d) UL	硒/(μg/d) EAR	硒/(μg/d) RNI	硒/(μg/d) UL	铜/(mg/d) EAR	铜/(mg/d) RNI	铜/(mg/d) UL	钼/(μg/d) EAR	钼/(μg/d) RNI	钼/(μg/d) UL	铬/(μg/d) AI
0~	—	0.3[a]	—	—	85[a]	—	—	2[a]	—	—	15[a]	55	—	0.3[a]	—	—	2[a]	—	0.2
0.5~	7	10	25	—	115[a]	—	2.8	3.5	—	—	20[a]	80	—	0.3[a]	—	—	15[a]	—	4.0
1~	6	9	25	65	90	200	3.2	4.0	8	20	25	100	0.25	0.3	2.0	35	40	200	15
4~	7	10	30	65	90	300	4.6	5.5	12	25	30	150	0.30	0.4	3.0	40	50	300	20
7~	10	13	35	65	90	400	5.9	7.0	19	35	40	200	0.40	0.5	4.0	55	65	450	25
11~(男)	11	15	40	75	110	400	8.2	10.0	28	45	55	300	0.55	0.7	6.0	75	90	650	30
11~(女)	14	18	40	75	110	400	7.6	9.0	28	45	55	300	0.55	0.7	6.0	75	90	650	35
14~(男)	12	16	40	85	120	500	9.7	12.0	35	50	60	350	0.60	0.8	7.0	85	100	800	30
14~(女)	14	18	40	85	120	500	6.9	8.5	35	50	60	350	0.60	0.8	7.0	85	100	800	30
18~(男)	9	12	42	85	120	600	10.4	12.5	40	50	60	400	0.60	0.8	8.0	85	100	900	30
18~(女)	15	20	42	85	120	600	6.1	7.5	40	50	60	400	0.60	0.8	8.0	85	100	900	30
50~(男)	9	12	42	85	120	600	10.4	12.5	40	50	60	400	0.60	0.8	8.0	85	100	900	30
50~(女)	9	12	42	85	120	600	6.1	7.5	40	50	60	400	0.60	0.8	8.0	85	100	900	30
孕妇(1~12周)	15	20	42	160	230	600	7.8	9.5	40	54	65	400	0.7	0.9	8.0	92	110	900	31
孕妇(13~27周)	19	24	42	160	230	600	7.8	9.5	40	54	65	400	0.7	0.9	8.0	92	110	900	34
孕妇(≥28周)	22	29	42	170	240	600	9.9	12	40	65	78	400	1.1	1.4	8.0	88	103	900	36
乳母	18	24	42	170	240	600	9.9	12	40	65	78	400	1.1	1.4	8.0	88	103	900	37

注："—"表示未制定。
a. AI 值。

附录1 中国居民膳食参考摄入量（DRIs）

表7 中国居民膳食脂溶性维生素参考摄入量

年龄（岁）/生理状况	维生素A/(μgRAE/d) EAR 男	EAR 女	RNI 男	RNI 女	UL	维生素D/(μg/d) EAR	RNI	UL	维生素E/(mgα-TE/d) AI	UL	维生素K/(μg/d) AI
0~	—	—	300[a]	300[a]	600	—	10[a]	20	3	—	2
0.5~	—	—	350[a]	350[a]	600	—	10[a]	20	4	—	10
1~	220	220	310	310	700	8	10	20	6	150	30
4~	260	260	360	360	900	8	10	30	7	200	40
7~	360	360	500	500	1500	8	10	45	9	350	50
11~	480	450	670	630	2100	8	10	50	13	500	70
14~	590	450	820	630	2700	8	10	50	14	600	75
18~	560	480	800	700	3000	8	10	50	14	700	80
50~	560	480	800	700	3000	8	10	50	14	700	80
65~	560	480	800	700	3000	8	15	50	14	700	80
80~	560	480	800	700	3000	8	15	50	14	700	80
孕妇（1~12周）		480		700	3000	8	10	50	14	700	80
孕妇（13~27周）		530		770	3000	8	10	50	14	700	80
孕妇（≥28周）		530		770	3000	8	10	50	14	700	80
乳母		880		1300	3000	8	10	50	17	700	85

注："—"表示未制定。
a. AI值。

表 8 中国居民膳食水溶性维生素参考摄入量

年龄（岁）/生理状况	维生素 B_1					维生素 B_2					维生素 B_6			
	EAR/(mg/d)		AI/(mg/d)	RNI/(mg/d)		EAR/(mg/d)		AI/(mg/d)	RNI/(mg/d)		EAR/(mg/d)	AI/(mg/d)	RNI/(mg/d)	UL/(mg/d)
	男	女		男	女	男	女		男	女				
0~	—	—	0.1	—	—	—	—	0.4	—	—	—	0.2	—	—
0.5~	—	—	0.3	—	—	—	—	0.5	—	—	—	0.4	—	—
1~	0.5	0.5	—	0.6	0.6	0.5	0.5	—	0.6	0.6	0.5	—	0.6	20
4~	0.6	0.6	—	0.8	0.8	0.6	0.6	—	0.7	0.7	0.6	—	0.7	25
7~	0.8	0.8	—	1.0	1.0	0.8	0.8	—	1.0	1.0	0.8	—	1.0	35
11~	1.1	1.0	—	1.3	1.1	1.1	0.9	—	1.3	1.1	1.1	—	1.3	45
14~	1.3	1.1	—	1.6	1.3	1.3	1.0	—	1.5	1.2	1.2	—	1.4	55
18~	1.2	1.0	—	1.4	1.2	1.2	1.0	—	1.4	1.2	1.2	—	1.4	60
50~	1.2	1.0	—	1.4	1.2	1.2	1.0	—	1.4	1.2	1.3	—	1.6	60
65~	1.2	1.0	—	1.4	1.2	1.2	1.0	—	1.4	1.2	1.3	—	1.6	60
80~	1.2	1.0	—	1.4	1.2	1.2	1.0	—	1.4	1.2	1.3	—	1.6	60
孕妇（1~12周）	1.2	1.0	—	—	1.2	1.2	1.0	—	—	1.2	1.9	—	2.2	60
孕妇（13~27周）	1.2	1.1	—	—	1.4	1.2	1.1	—	—	1.4	1.9	—	2.2	60
孕妇（≥28周）	1.2	1.2	—	—	1.5	1.2	1.2	—	—	1.5	1.9	—	2.2	60
乳母	1.2	1.2	—	—	1.5	1.2	1.2	—	—	1.5	1.4	—	1.7	60

附录 1 中国居民膳食参考摄入量（DRIs）

续表

年龄（岁）/生理状况	维生素 B₁₂ EAR/(μg/d)	维生素 B₁₂ AI/(μg/d)	维生素 B₁₂ RNI/(μg/d)	泛酸 AI/(mg/d)	叶酸 EAR/(μgDFE/d)	叶酸 AI/(μgDFE/d)	叶酸 RNI/(μgDFE/d)	叶酸 UL/(μg/d)	烟酸 EAR/(mgNE/d) 男	烟酸 EAR/(mgNE/d) 女	烟酸 AI/(mgNE/d)	烟酸 RNI/(mgNE/d) 男	烟酸 RNI/(mgNE/d) 女	烟酸 UL/(mgNE/d)	烟酰胺 UL/(mg/d)
0～	—	0.3	—	1.7	—	65	—	—	—	—	2	—	—	—	—
0.5～	—	0.6	—	1.9	—	100	—	—	—	—	3	—	—	—	—
1～	0.8	—	1.0	2.1	130	—	160	300	5	5	—	6	6	10	100
4～	1.0	—	1.2	2.5	150	—	190	400	7	6	—	8	8	15	130
7～	1.3	—	1.6	3.5	210	—	250	600	9	8	—	11	10	20	180
11～	1.8	—	2.1	4.5	290	—	350	800	11	10	—	14	12	25	240
14～	2.0	—	2.4	5.0	320	—	400	900	14	11	—	16	13	30	280
18～	2.0	—	2.4	5.0	320	—	400	1000	12	10	—	15	12	35	310
50～	2.0	—	2.4	5.0	320	—	400	1000	12	10	—	14	12	35	310
65～	2.0	—	2.4	5.0	320	—	400	1000	11	9	—	14	11	35	300
80～	2.0	—	2.4	5.0	320	—	400	1000	11	8	—	13	10	30	280
孕妇(1～12周)	2.4	—	2.9	6.0	520	—	600	1000	—	10	—	—	12	35	310
孕妇(13～27周)	2.4	—	2.9	6.0	520	—	600	1000	—	10	—	—	12	35	310
孕妇(≥28周)	2.4	—	2.9	6.0	520	—	600	1000	—	10	—	—	12	35	310
乳母	2.6	—	3.2	7.0	450	—	550	1000	—	12	—	—	15	35	310

附录1 中国居民膳食参考摄入量（DRIs）

续表

年龄（岁）/生理状况	胆碱			生物素	维生素 C			
	AI/(mg/d)		UL/(mg/d)	AI/(mg/d)	EAR/(mg/d)	AI/(mg/d)	RNI/(mg/d)	UL/(mg/d)
	男	女						
0～	120	120	—	5	—	40	—	—
0.5～	150	150	—	9	—	40	—	—
1～	200	200	1000	17	35	—	40	400
4～	250	250	1000	20	40	—	50	600
7～	300	300	1500	25	55	—	65	1000
11～	400	400	2000	35	75	—	90	1400
14～	500	400	2500	40	85	—	100	1800
18～	500	400	3000	40	85	—	100	2000
50～	500	400	3000	40	85	—	100	2000
65～	500	400	3000	40	85	—	100	2000
80～	500	400	3000	40	85	—	100	2000
孕妇（1～12周）		420	3000	40	95	—	115	2000
孕妇（13～27周）		420	3000	40	95	—	115	2000
孕妇（≥28周）		420	3000	40	95	—	115	2000
乳母		520	3000	50	125	—	150	2000

注：1. "—"表示未制定。
2. 有些维生素未制定UL，主要原因是研究资料不充分，并不表示过量摄入没有健康风险。

附录2
常见食物成分表

1. 谷类及其制品

食物名称	食部/%	水分/g	能量/kcal	蛋白质/g	脂肪/g	碳水化合物/g	维生素A/μgRE	胡萝卜素/μg	硫胺素/mg	核黄素/mg	维生素C/mg	维生素E/mg	钙/mg	钾/mg	钠/mg	铁/mg	锌/mg
粳米(标一)	100	13.7	343	7.7	0.6	77.4	—	—	0.16	0.08	—	1.01	11	97	2.4	1.1	1.45
粳米饭(标一)	100	70.6	117	2.6	0.3	26.2	—	—	0.16	0.03	—	—	7	39	3.3	2	1.36
粳米粥	100	88.6	46	1.1	0.3	9.9				0.03			7	13	2.8	0.1	0.2
小麦粉(标准粉)	100	12.7	344	11.2	1.5	73.6			0.28	0.08		1.8	31	190	3.1	3.5	1.64
挂面	100	12.3	346	10.3	0.6	75.6			0.19	0.04		1.04	17	129	184.5	3	0.94
馒头	100	43.9	221	7	1.1	47			0.04	0.05		0.65	38	138	165.1	1.8	0.7
油条	100	21.8	386	6.9	17.6	51			0.01	0.07		13.72	42	106	572.5	2.3	10.97
玉米(鲜)	46	71.3	106	4	1.2	22.8			0.16	0.11		0.46	—	238	1.1	1.1	0.9
玉米(面)	100	12.1	341	8.1	3.3	75.2	7	40	0.26	0.09	16	3.8	22	249	2.3	3.2	1.42
小米	100	11.6	358	9	3.1	75.1	17	100	0.33	0.1	—	3.63	41	284	4.3	5.1	1.87
小米粥	100	89.3	46	1.4	0.7	8.4	—		0.02	0.07		0.26	10	19	4.1	1	0.41

2. 薯类、淀粉及其制品

食物名称	食部/%	水分/g	能量/kcal	蛋白质/g	脂肪/g	碳水化合物/g	维生素A/μgRE	胡萝卜素/μg	硫胺素/mg	核黄素/mg	维生素C/mg	维生素E/mg	钙/mg	钾/mg	钠/mg	铁/mg	锌/mg
马铃薯	94	79.8	76	2	0.2	17.2	5	30	0.08	0.04	27	0.34	8	342	2.7	0.8	0.37
马铃薯粉	100	12	337	7.2	0.5	77.4	20	120	0.08	0.06	24	0.43	171	1075	4.7	10.7	1.22
甘薯	90	73.4	99	1.1	0.2	24.7	125	750	0.04	0.04	26	0.28	23	130	28.5	0.5	0.15
甘薯粉	100	14.5	336	2.7	0.2	80.9	3	20	0.03	0.05	—	—	33	66	26.4	10	0.29
藕粉	100	6.4	372	1.2	—	93				0.01			8	35	10.8	17.9	0.15

3. 干豆类及其制品

食物名称	食部/%	水分/g	能量/kcal	蛋白质/g	脂肪/g	碳水化合物/g	维生素A/μgRE	胡萝卜素/μg	硫胺素/mg	核黄素/mg	维生素C/mg	维生素E/mg	钙/mg	钾/mg	钠/mg	铁/mg	锌/mg
黄豆	100	10.2	359	35	16	34.2	37	220	0.41	0.2	—	18.9	191	1503	2.2	8.2	3.34
黄豆粉	100	6.7	418	32.7	18.3	37.6	63	380	0.31	0.22	—	33.69	207	1890	3.6	8.1	3.89
豆浆	100	96.4	14	1.8	0.7	1.1	15	90	0.02	0.02		0.8	10	48	3	0.5	0.24
豆腐(内酯)	100	89.2	49	5	1.9	3.3	—		0.06	0.03		3.26	17	95	6.4	0.8	0.55

续表

食物名称	食部/%	水分/g	能量/kcal	蛋白质/g	脂肪/g	碳水化合物/g	维生素A/µgRE	胡萝卜素/µg	硫胺素/mg	核黄素/mg	维生素C/mg	维生素E/mg	钙/mg	钾/mg	钠/mg	铁/mg	锌/mg
豆腐皮	100	16.5	409	44.6	17.4	18.8	—	—	0.31	0.11	—	20.63	116	318	536	13.9	3.81
豆腐干	100	65.2	140	16.2	3.6	11.5	—	—	0.03	0.07	—	—	308	140	76.5	4.9	1.76
腐竹	100	7.9	459	44.6	21.7	22.3	—	—	0.13	0.07	—	27.8	77	553	26.5	16.5	3.69
素鸡	100	64.3	192	16.5	12.5	4.2	10	60	0.02	0.03	—	17.8	319	42	373.8	5.3	1.74
烤麸	100	68.6	120	0.3	9.3	0.2	—	—	0.04	0.05	—	0.42	30	25	230	2.7	1.19
绿豆	100	12.3	316	21.6	0.8	62	22	130	0.25	0.11	2	10.95	81	187	3.2	6.5	2.18
赤小豆	100	12.6	309	20.2	0.6	63.4	13	80	0.16	0.11	—	14.36	74	860	2.2	7.4	2.2
蚕豆	93	11.5	304	24.6	1.1	59.9	8	50	0.13	0.23	—	1.6	31	1117	86	8.2	3.42
蚕豆(炸)	100	10.5	446	26.7	20	40.4	—	—	0.16	0.12	—	5.5	207	742	547.9	3.6	2.83
豌豆	100	10.4	313	20.3	1.1	65.8	42	250	0.49	0.14	—	8.47	97	823	9.7	4.9	2.35

4. 蔬菜类及制品

食物名称	食部/%	水分/g	能量/kcal	蛋白质/g	脂肪/g	碳水化合物/g	维生素A/µgRE	胡萝卜素/µg	硫胺素/mg	核黄素/mg	维生素C/mg	维生素E/mg	钙/mg	钾/mg	钠/mg	铁/mg	锌/mg
白萝卜	95	93.4	21	0.9	0.1	5	3	20	0.02	0.03	21	0.92	36	173	61.8	0.5	0.3
红萝卜(红皮)	94	91.6	27	1.2	0.1	6.4	3	20	0.03	0.04	3	1.2	11	110	62.7	2.8	0.69
胡萝卜	97	87.4	43	1.4	0.2	10.2	668	4010	0.04	0.04	16	—	32	193	25.1	0.5	0.14
刀豆	92	89	36	3.1	0.3	7	37	220	0.05	0.07	15	0.4	49	209	8.5	4.6	0.84
豆角	96	90	30	2.5	0.2	6.7	33	200	0.05	0.07	18	2.24	29	207	3.4	1.5	0.54
荷兰豆	88	91.9	27	2.5	0.3	4.9	80	480	0.09	0.04	16	0.3	51	116	8.8	0.9	0.5
黄豆芽	100	88.8	44	4.5	1.6	4.5	5	30	0.04	0.07	8	0.8	21	160	7.2	0.9	0.54
绿豆芽	100	94.6	18	2.1	0.1	2.9	3	20	0.05	0.06	6	0.19	9	68	4.4	0.6	0.35
豌豆苗	86	89.6	34	4	0.8	4.6	445	2667	0.05	0.11	67	2.46	40	222	18.5	4.2	0.77
西红柿	97	94.4	19	0.9	0.2	4	92	550	0.03	0.03	19	0.57	10	136	5	0.4	0.13
茄子	93	93.4	21	1.1	0.2	4.9	8	50	0.02	0.04	5	1.13	24	142	5.4	0.5	0.23
甜椒	82	93	22	1	0.2	5.4	57	340	0.03	0.03	72	0.59	14	142	3.3	0.8	0.19
辣椒(青)	84	91.9	23	1.4	0.3	5.8	57	340	0.03	0.04	62	0.88	15	209	2.2	0.7	0.22
冬瓜	80	96.6	11	0.4	0.2	2.6	13	80	0.01	0.01	18	—	19	78	1.8	0.2	0.07
苦瓜	81	93.4	19	1	0.1	4.9	17	100	0.03	0.03	1	0.01	25	90	2	0.3	1.77
南瓜	85	93.5	22	0.7	0.1	5.3	148	890	0.03	0.04	8	0.36	16	145	0.8	0.4	0.14
丝瓜	83	94.3	20	1	0.2	4.2	15	90	0.02	0.04	5	0.22	14	115	2.6	0.4	0.21
大蒜头	85	66.6	126	4.5	0.2	27.6	5	30	0.04	0.06	7	1.07	39	302	19.6	2.1	0.88
葫芦	87	95.3	15	0.7	0.1	3.5	7	40	0.02	0.01	11	—	16	87	0.6	0.4	0.14
蒜苗	82	88.9	37	2.1	0.4	8	47	280	0.11	0.08	35	0.81	29	226	5.1	1.4	0.46
韭菜	90	91.8	26	2.4	0.4	4.6	235	1410	0.02	0.09	24	0.96	42	247	8.1	1.6	0.43
韭芽	88	93.2	22	2.3	0.2	3.9	43	260	0.03	0.5	15	0.34	25	192	6.9	1.7	0.33
大白菜	87	94.6	17	1.5	0.1	3.2	20	120	0.04	0.05	31	0.76	50		57.5	0.7	0.38

续表

食物名称	食部/%	水分/g	能量/kcal	蛋白质/g	脂肪/g	碳水化合物/g	维生素A/μgRE	胡萝卜素/μg	硫胺素/mg	核黄素/mg	维生素C/mg	维生素E/mg	钙/mg	钾/mg	钠/mg	铁/mg	锌/mg
小白菜	81	94.5	15	1.5	0.3	2.7	280	1680	0.02	0.09	28	0.7	90	178	73.5	1.9	0.51
菜花	82	92.4	24	2.1	0.2	4.6	5	30	0.03	0.8	61	0.43	23	200	31.6	1.1	0.38
西兰花	83	90.3	33	4.1	0.6	4.3	1202	7210	0.09	0.13	51	0.91	67	17	18.8	1	0.78
菠菜	89	91.2	24	2.6	0.3	4.5	487	2920	0.04	0.11	32	1.74	66	311	85.2	2.9	0.85
芹菜茎	67	93.1	20	1.2	0.2	4.5	57	340	0.02	0.06	8	1.32	80	206	159	1.2	0.24
芹菜叶	100	89.4	31	2.6	0.6	5.9	488	2930	0.08	0.15	22	2.5	40	137	83	0.6	1.14
生菜	81	95.7	15	1.4	0.4	2.1	60	360	—	0.1	20	—	70	100	80	1.2	0.43
香菜	81	90.5	34	1.8	0.4	6.2	193	1160	0.04	0.14	48	0.8	101	272	48.5	2.9	0.45
莴笋	62	95.5	14	1	0.1	2.8	25	150	0.02	0.02	4	0.19	23	212	36.5	0.9	0.33
莴笋叶	89	94.2	18	1.4	0.2	3.6	147	880	0.06	0.1	13	0.58	34	148	39.1	1.5	0.51
春笋	66	91.4	20	2.4	0.1	5.1	5	30	0.05	0.04	—	—	8	300	6	2.4	0.43
冬笋	39	88.1	4	4.1	0.1	6.5	13	80	0.08	0.08	1	—	22	—	—	0.1	
黄花菜	98	40.3	199	19.4	1.4	24.9	307	1840	0.05	0.21	10	4.92	301	610	59.2	8.1	3.99
慈姑	89	73.6	94	4.6	0.2	19.7	—	—	0.14	0.07	4	2.16	14	707	39.1	2.2	0.99
菱角(老)	57	73	98	4.5	0.1	21.4	2	10	0.19	0.06	13	—	7	437	5.8	0.6	0.62
藕	88	80.5	70	1.9	0.2	16.4	3	20	0.09	0.03	44	0.73	39	243	44.2	1.4	0.23
茭白	74	92.2	23	1.2	0.2	5.9	5	30	0.02	0.03	5	0.99	4	209	5.8	0.4	0.33
芋艿	84	78.6	79	2.2	0.2	18.1	27	160	0.06	0.05	6	0.45	36	378	33.1	1	0.49

5. 菌藻类

食物名称	食部/%	水分/g	能量/kcal	蛋白质/g	脂肪/g	碳水化合物/g	维生素A/μgRE	胡萝卜素/μg	硫胺素/mg	核黄素/mg	维生素C/mg	维生素E/mg	钙/mg	钾/mg	钠/mg	铁/mg	锌/mg
黑木耳(干)	100	15.5	205	12.1	1.5	65.6	17	100	0.17	0.44	—	11.34	247	757	48.5	97.4	3.18
香菇(干)	95	12.3	211	20	1.2	61.7	3	20	0.19	1.26	5	0.66	83	464	11.2	10.5	8.57
平菇	93	92.5	20	1.9	0.3	4.6	2	10	0.06	0.16	4	0.79	5	258	3.8	1	0.61
蘑菇(鲜)	99	92.4	20	2.7	0.1	4.1	2	10	0.08	0.35	2	0.56	6	312	8.3	1.2	0.92
金针菇	100	90.2	26	2.4	0.4	6	5	30	0.15	0.19	2	1.14	—	195	4.3	1.4	0.39
白木耳	96	14.6	200	10	1.4	67.3	8	50	0.05	0.25	—	1.26	36	1588	82.1	4.1	3.03
海带	98	70.5	77	1.8	0.1	23.4	40	240	0.01	0.1	—	1.85	46	246	8.6	0.9	0.16
紫菜(干)	100	12.7	207	26.7	1.1	44.1	228	1370	0.27	1.02	2	1.82	264	1796	710.5	54.9	2.47

6. 水果类

食物名称	食部/%	水分/g	能量/kcal	蛋白质/g	脂肪/g	碳水化合物/g	维生素A/μgRE	胡萝卜素/μg	硫胺素/mg	核黄素/mg	维生素C/mg	维生素E/mg	钙/mg	钾/mg	钠/mg	铁/mg	锌/mg
苹果	76	85.9	52	0.2	13.5	1.2	3	20	0.06	0.02	4	2.12	4	119	1.6	0.6	0.19
香梨	89	85.5	46	0.3	0.1	13.6	12	70	—	—	—	—	6	90	0.8	0.4	0.19
鸭梨	82	88.3	43	0.20	0.2	11.1	2	10	0.03	0.03	4	0.31	4	77	1.5	0.9	0.1
桃子(平均)	86	86.4	48	0.9	0.1	12.2	3	20	0.01	0.03	7	1.54	6	166	5.7	0.8	0.34
李子	91	90	36	0.7	0.2	8.7	25	150	0.03	0.02	5	0.74	8	144	3.8	0.6	0.14
枣(鲜)	87	67.4	122	1.1	0.3	30.5	40	240	0.06	0.09	243	0.78	22	375	1.2	1.2	1.52
枣(大、干)	88	14.5	298	2.1	0.4	81.1	—	—	0.08	0.15	14	3.04	64	524	6.2	2.3	0.65
枣(小、干)	81	19.3	294	1.2	1.1	76.7	—	—	0.04	0.5	—	1.31	23	65	7.4	1.5	0.23
葡萄	86	88.7	43	0.5	0.2	10.3	8	50	—	—	25	0.7	5	104	1.3	0.4	0.18
柿子	87	80.6	71	0.4	0.1	18.5	20	120	—	0.02	30	0.12	9	151	0.8	0.2	0.08
沙棘	87	71	119	0.9	1.8	25.5	640	6840	0.05	0.21	204	0.01	104	359	28	8.8	1.16
无花果	100	81.3	59	1.5	0.1	16	3	5	0.03	0.02	2	1.82	67	212	5.5	0.1	1.42
柑橘	77	86.9	51	0.7	0.2	11.9	0.4	148	0.08	0.04	28	0.92	35	154	1.4	0.2	0.08
菠萝	43	73.2	103	0.2	0.3	25.7	0.8	—	0.06	0.05	18	—	12	113	0.8	0.6	0.14
芒果	60	90.6	32	0.6	0.2	8.3	1.3	150	0.01	0.04	23	1.21	—	138	2.8	0.2	0.09
香蕉	59	75.8	91	1.4	0.2	22	1.2	10	0.02	0.04	8	0.24	7	356	0.8	0.4	0.18
枇杷	62	89.3	39	0.4	0.2	9.3	—	—	—	—	8	0.24	17	122	4	1.1	0.21
荔枝	73	81.9	70	0.9	0.2	16.6	0.5	2	0.1	0.04	41	—	2	151	1.7	0.4	0.17
哈密瓜	71	91	34	0.5	0.1	7.9	0.2	153	—	0.01	12	—	4	190	26.7	—	0.13
西瓜	56	93.3	25	0.6	0.1	5.8	—	75	0.02	0.03	6	0.1	8	87	3.2	0.3	0.1

7. 坚果、种子类

食物名称	食部/%	水分/g	能量/kcal	蛋白质/g	脂肪/g	碳水化合物/g	维生素A/μgRE	胡萝卜素/μg	硫胺素/mg	核黄素/mg	维生素C/mg	维生素E/mg	钙/mg	钾/mg	钠/mg	铁/mg	锌/mg
胡桃(干)	43	5.2	627	14.9	58.8	19.1	5	30	0.15	0.4	1	43.21	56	385	6.4	2.7	2.17
山核桃(干)	24	2.2	601	18.5	50.4	26.2	5	30	0.16	0.09	1	43.21	56	385	6.4	2.7	2.17
栗子(干)	73	13.4	345	3	1.7	78.4	5	30	0.08	0.15	25	11.45	—	—	8.5	1.2	0.32
松子(炒)	31	3.6	619	14.1	58.5	21.4	5	30	—	0.11	—	25.2	161	612	3	5.2	5.49
杏仁(炒)	91	2.1	600	25.7	51	18.7	17	100	0.15	0.71	—	—	141	—	—	3.9	—
腰果	100	2.4	552	17.3	36.7	41.6	8	49	0.27	0.13	—	3.17	26	503	251.3	4.8	4.3
花生(炒)	71	4.1	589	21.7	48	23.8	10	60	0.13	0.12	—	12.94	47	563	34.8	1.5	2.03
葵花籽(炒)	52	2	616	22.6	52.8	17.3	5	30	0.43	0.26	2	26.46	72	491	1322	6.1	5.19
西瓜子(炒)	43	4.3	573	32.7	44.8	14.2	—	—	0.04	0.08	—	1.23	28	612	187.7	8.2	6.76
南瓜子	68	4.1	574	36	46.1	7.9	—	—	0.08	0.16	TR	27.28	37	672	15.8	6.5	7.12

注：TR 表示微量。

8. 畜、禽、鱼肉类

食物名称	食部/%	水分/g	能量/kcal	蛋白质/g	脂肪/g	碳水化合物/g	维生素A/μgRE	胡萝卜素/μg	硫胺素/mg	核黄素/mg	维生素C/mg	维生素E/mg	钙/mg	钾/mg	钠/mg	铁/mg	锌/mg
猪肉(肥瘦)	100	46.8	395	13.2	37	2.4	18	—	0.22	0.16	—	0.35	6	204	59.4	1.6	2.06
猪肉(肥)	100	8.8	807	2.4	88.6	0	29		0.08	0.05		0.24	3	23	19.5	1	0.69
猪肉(瘦)	100	71	143	20.3	6.2	1.5	44	—	0.54	0.1		0.34	6	305	57.5	3	2.99
猪大排	68	58.8	264	18.3	20.4	1.7	12		0.8	0.15		0.11	8	274	44.5	0.8	1.72
猪小排	72	58.1	278	16.7	23.1	0.7	5		0.3	0.16		0.11	14	230	62.2	1.4	3.36
猪耳	100	69.4	176	19.1	11.1	0	—		0.05	0.12		0.85	6	58	68.2	1.3	0.35
猪蹄	60	58.2	260	22.6	18.8	0	3		0.05	0.1		0.01	33	54	101	1.1	1.14
猪肚	96	78.2	110	15.2	5.1	0.7	3		0.07	0.16	20	0.32	11	171	75.1	2.4	1.92
猪肝	97	70.7	129	19.3	3.5	5	4972		0.21	2.08		0.86	6	235	68.6	22.6	5.78
猪脑	100	78	131	10.8	9.8	0			0.11	0.19	4	0.96	30	259	130.7	1.9	0.99
猪心	97	76	119	16.6	5.3	1.1	13		0.19	0.48	13	0.74	12	260	71.2	4.3	1.9
猪肾	93	78.8	96	15.4	3.2	1.4	41		0.31	1.14		0.34	12	217	134.2	6.1	2.56
猪血	100	85.8	55	12.2	0.3	0.9			0.03	0.04		0.2	4	56	56	8.7	0.28
腊肉	100	31.1	498	11.8	48.8	2.9	96					6.23	22	416	763.5	7.5	3.49
猪肉松	100	9.4	396	23.4	11.5	49.7	44		0.04	0.13		10.02	41	313	469	6.4	4.28
香肠	100	19.2	508	24.1	40.7	11.2			0.48	0.11		1.05	14	453	2309.2	5.8	7.65
火腿	100	47.9	330	16	27.4	4.9	46		0.28	0.09		0.8	3	220	1086.7	2.2	2.16
牛肉(肥瘦)	99	72.8	125	19.9	4.2	2	7		0.04	0.14		0.65	23	216	84.5	3.3	4.73
牛肉(瘦)	100	75.2	106	20.2	2.3	1.2	6		0.07	0.13		0.35	9	284	53.6	2.8	3.71
羊肉(肥瘦)	90	65.7	203	19	14.1	0	22		0.05	0.14		0.26	6	232	80.6	2.3	3.22
驴肉(肥瘦)	100	73.8	116	21.5	3.2	0.4	72		0.03	0.16		2.76	2	325	46.9	4.3	4.26
狗肉	80	76	116	16.8	4.6	1.8	12		0.34	0.2		1.4	52	140	47.4	2.9	3.18
兔肉	100	76.2	102	19.7	2.2	0.9	26		0.11	0.1		0.42	12	284	45.1	2	1.3
鸡	66	69	167	19.3	9.4	1.3	48		0.05	0.09		0.67	9	251	63.3	1.4	1.09
鸭	68	63.9	240	15.5	19.7	0.2	52		0.08	0.22		0.27	6	191	69	2.2	1.33
鸡蛋	88	73.8	156	12.8	11.1	1.3	194		0.13	0.32		1.84	56	154	131.5	2	1.1
鸭蛋	97	70.3	180	12.6	13	3.1	261		0.17	0.25		4.98	62	135	106	2.9	1.67
草鱼	58	77.3	113	16.6	5.2	0	11		0.04	0.11		2.03	38	312	46	0.8	0.87
黄鳝	67	78	89	18	1.4	1.2	50		0.06	0.98		1.34	42	263	70.2	2.5	1.97
带鱼	76	73.3	127	17.7	4.9	3.1	29		0.02	0.06		0.82	28	280	150.1	1.2	0.7
明虾	57	79.8	85	13.4	1.8	3.8			0.01	0.04		1.55	75	238	119	0.6	3.59
虾皮	100	42.4	153	30.7	2.2	2.5	19		0.02	0.14		0.92	991	617	5057.7	6.7	1.93
扇贝(鲜)	35	84.2	60	11.1	0.6	2.6	—		TR	0.1		11.85	142	122	339	7.2	11.69
牡蛎	100	82	73	5.3	2.1	8.2	27	—	0.01	0.13		0.81	131	200	462.1	7.1	9.39

9. 奶类及其制品

食物名称	食部/%	水分/g	能量/kcal	蛋白质/g	脂肪/g	碳水化合物/g	维生素A/μgRE	胡萝卜素/μg	硫胺素/mg	核黄素/mg	维生素C/mg	维生素E/mg	钙/mg	钾/mg	钠/mg	铁/mg	锌/mg
牛奶	100	89.8	54	3	3.2	3.4	24	—	0.03	0.14	1	0.21	104	109	37.2	0.3	0.42
酸奶	100	84.7	72	2.5	2.7	9.3	26		0.03	0.15	1	0.12	118	150	39.8	0.4	0.53
全脂奶粉	100	2.3	478	20.1	21.2	51.7	14	—	0.11	0.73	4	0.48	676	449	360.1	1.2	3.14

10. 糖果类

食物名称	食部/%	水分/g	能量/kcal	蛋白质/g	脂肪/g	碳水化合物/g	维生素A/μgRE	胡萝卜素/μg	硫胺素/mg	核黄素/mg	维生素C/mg	维生素E/mg	钙/mg	钾/mg	钠/mg	铁/mg	锌/mg
蛋糕	100	18.6	347	8.6	5.1	67.1	86	—	0.09	0.09		2.8	39	77	67.8	2.5	1.01
牛奶饼干	100	6.5	429	8.5	13.1	70.2	22		0.09	0.02		7.23	49	110	196.4	2.1	1.52
巧克力	100	1	586	4.3	40.1	53.4			0.06	0.08		1.62	11	254	111.8	1.7	1.02
奶糖	100	5.6	407	2.5	6.6	84.5			0.08	0.17			50	75	222.5	3.4	0.29
水晶糖	100	1	395	0.2	0.2	98.2			0.04	0.05				9	107.8	3	1.17

11. 油脂及调味品

食物名称	食部/%	水分/g	能量/kcal	蛋白质/g	脂肪/g	碳水化合物/g	维生素A/μgRE	胡萝卜素/μg	硫胺素/mg	核黄素/mg	维生素C/mg	维生素E/mg	钙/mg	钾/mg	钠/mg	铁/mg	锌/mg
混合油	100		900		99.9	0.1	—		0.09	—		12.04	75	2	10.5	4.1	1.27
猪油（炼）	100	0.2	897		99.9	0.2	27		0.02	0.03		5.21	—				
酱油	100	67.3	63	506	0.1	10.1	—		0.05	0.13		—	66	337	5757	8.6	1.17
醋	100	90.6	31	2.1	0.3	4.9			0.03	0.05		—	17	351	262.1	6	1.25

12. 含酒精饮料

食物名称	浓度/%	重量/g	能量/kcal	蛋白质/g	脂肪/g	碳水化合物/g	维生素A/μgRE	胡萝卜素/μg	硫胺素/mg	核黄素/mg	维生素C/mg	维生素E/mg	钙/mg	钾/mg	钠/mg	铁/mg	锌/mg
啤酒	5.3	4.3	32	0.4	—	—			0.15	0.04	—	—	13	47	11.4	0.4	0.3
葡萄酒	12.9	10.2	72	0.1					0.02	0.3			32	33	1.6	0.6	0.8
黄酒	10	8.6	66	1.6					0.02	0.05			41	26	5.2	0.6	0.52
蒸馏酒(58度)	58	50.1	351	—					0.05				1		0.5	0.1	0.04

附录2 常见食物成分表

参 考 文 献

[1] 中国营养学会. 中国居民膳食指南（2022）[M]. 北京：人民卫生出版社，2022.
[2] 中国营养学会. 中国居民营养素参考摄入量（2013）[M]. 北京：科学出版社，2014.
[3] 中国居民营养素参考摄入量. WS/T 578—2018 [S].
[4] 杨月欣，王光亚，潘新昌. 中国食物成分表 [M]. 2版. 北京：北京大学医学出版社，2014.
[5] 葛可佑. 公共营养师 [M]. 北京：人民卫生出版社，2007.
[6] 中国就业培训技术指导中心. 公共营养师 [M]. 2版. 北京：中国劳动社会保障出版社，2014.
[7] WS/T 424—2013. 人群健康监测人体测量方法 [S].
[8] GB 7718—2011. 预包装食品标签通则 [S].
[9] GB 28050—2011. 预包装食品营养标签通则 [S].
[10] 弗朗西斯，埃莉诺. 营养学概念与争论 [M]. 北京：清华大学出版社，2017.
[11] 李京东，倪雪朋. 食品营养与卫生 [M]. 2版. 北京：中国轻工业出版社，2020.
[12] 王宇鸿，丁原春. 食品营养与健康 [M]. 2版. 北京：化学工业出版社，2017.
[13] 顾金兰. 食品营养与安全 [M]. 北京：中国轻工业出版社，2017.
[14] 王尔茂. 食品安全与营养 [M]. 北京：高等教育出版社，2018.
[15] 凌强. 食品营养与卫生安全 [M]. 北京：清华大学出版社，2017.
[16] 王丽琼. 食品营养与卫生 [M]. 2版. 北京：化学工业出版社，2013.
[17] 浮吟梅. 食品营养与健康 [M]. 北京：中国轻工业出版社，2017.
[18] 林海，杨玉红. 食品营养与卫生 [M]. 2版. 武汉：武汉理工大学出版社，2014.
[19] 姚卫蓉，童斌. 食品安全控制 [M]. 北京：中国轻工业出版社，2015.
[20] 李晓华，刘巧芝. 食品营养综合实训教程 [M]. 武汉：武汉理工大学出版社，2016.
[21] 蔡智军. 食品营养与配餐 [M]. 北京：化学工业出版社，2017.